基于工作要求–资源模型的养老护理人员工作投入的影响因素与提升路径研究

JIYU GONGZUO YAOQIU–ZIYUAN MOXING DE
YANGLAO HULI RENYUAN
GONGZUO TOURU DE YINGXIANG YINSU YU TISHENG
LUJING YANJIU

周坤顺 ◎ 著

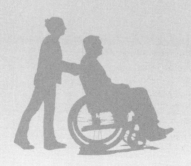

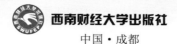
西南财经大学出版社

中国·成都

图书在版编目(CIP)数据

基于工作要求－资源模型的养老护理人员工作投入的影响因素
与提升路径研究/周坤顺著.—成都:西南财经大学出版社,2023.8
ISBN 978-7-5504-5570-2

Ⅰ.①基… Ⅱ.①周… Ⅲ.①老年人—护理学—研究
Ⅳ.①R473.59

中国版本图书馆 CIP 数据核字(2022)第 193490 号

基于工作要求－资源模型的养老护理人员工作投入的
影响因素与提升路径研究

JIYU GONGZUO YAOQIU-ZIYUAN MOXING DE YANGLAO HULI RENYUAN GONGZUO TOURU DE
YINGXIANG YINSU YU TISHENG LUJING YANJIU

周坤顺 著

策划编辑:王 琴
责任编辑:王 琴
助理编辑:李建蓉
责任校对:高小田
封面设计:墨创文化
责任印制:朱曼丽

出版发行	西南财经大学出版社(四川省成都市光华村街55号)
网 址	http://cbs.swufe.edu.cn
电子邮件	bookcj@swufe.edu.cn
邮政编码	610074
电 话	028-87353785
照 排	四川胜翔数码印务设计有限公司
印 刷	成都市火炬印务有限公司
成品尺寸	148mm×210mm
印 张	5.375
字 数	138 千字
版 次	2023 年 8 月第 1 版
印 次	2023 年 8 月第 1 次印刷
书 号	ISBN 978-7-5504-5570-2
定 价	59.00 元

前　言

当前，许多国家正面临着被称为"灰色海啸"（gray tsunami）的快速老龄化浪潮。这股浪潮给养老护理服务带来了巨大的压力和挑战，让高质量的养老护理服务需求也变得更为迫切。我国自 2000 年步入老龄化社会以来，老龄化速度不断加快。2021 年第七次全国人口普查结果显示，我国 60 岁及以上人口已超 2.6 亿，65 岁及以上人口已达 1.9 亿，分别占总人口的18.7% 和 13.5%。按照国际标准，我国已接近中度老龄化社会，人口老龄化程度进一步加深。随着人口老龄化加剧，失能失智老人的数量日益增多，目前我国失能和部分失能的老人数量约有 4 000 万，按照国际公认的失能老人与护理人员 3∶1 的配备标准计算，我国大约需要 1 300 万养老护理人员。然而，目前我国养老护理人员数量却不足 100 万，其中有专业资质证书的养老护理人员仅约 30 万，养老护理人员供需缺口巨大。从事一线护理工作的养老护理人员是决定养老护理服务质量的关键要素之一。养老护理人员短缺导致的养老护理服务不足与高质量养老护理服务需求之间的矛盾严重制约着养老护理服务业的发展，如何通过改善养老护理人员的工作态度和行为来提高养老护理服务质量一直是备受关注的议题。

研究表明，工作投入能有效促进工作质量的提升，高工作投入的员工表现出更多角色外行为和较低缺勤率与离职意向，同时具有较高水平的工作满意度、任务绩效和组织承诺。事实上，无论是社会、养老机构，还是被照护的老人及其亲属，都希望从事一线护理工作的养老护理人员能够投入更多时间和精力到工作中，以提供更高质量的养老护理服务。由此可见，有效提升养老护理人员的工作投入对养老护理服务质量的提升，以及养老服务业的发展至关重要。随着积极心理学和积极组织行为学的兴起，工作投入作为一种重要的积极特质，受到心理学、社会学、管理学、人力资源管理与健康管理研究者和实践者的青睐。目前，对于工作投入的研究涉及教育业、建筑业、运输业、电子通信业、医疗业、商业等职业领域，研究领域广泛，但对养老护理人员工作投入的研究较少。此外，研究表明，影响工作投入的因素除了人口统计学变量和个性特征以外，还有一个非常重要的因素就是工作特征。关于工作特征对职业心理健康的影响，心理学家也曾提出一系列理论模型予以解释。其中，最具影响力的理论模型当属工作要求-资源模型（job demands-resources model，JD-R 模型）。工作要求-资源（JD-R）模型为研究工作特征对工作投入的影响提供了一个系统的理论框架。

据此，本书基于文献分析法、调研法、访谈法、定量分析法等定性和定量相结合的方法，从人口老龄化程度不断加深的现实背景出发，聚焦高质量养老护理服务的迫切需求，以养老护理人员工作投入为研究对象，以工作要求-资源（JD-R）模型为视角，探讨养老护理人员的工作特征（工作要求和工作资源）与工作投入提升的关系，并进一步从组织伦理氛围的角度实证分析工具型伦理氛围的工作要求，以及关怀型和规则型伦理氛围的工作资源对养老护理人员工作投入的影响，旨在提升养老护理人员工作投入，提高养老护理服务质量，积极应对人口老龄化，实现老有所养、老有所依、老有所乐的"养老梦"。

本书在写作过程中参阅和引用了国内外许多专家的研究成果，在此表示深深的敬意和感谢。此外，本书还要特别感谢中南财经政法大学工商管理学院赵琛徽教授的指导，以及赵琛徽教授主持的教育部人文社科基金项目"养老护理人员工作投入的影响因素与提升路径研究：基于工作要求—资源模型的视角"（项目编号：20YJA630096）对本书的支持。

编者
2022 年 10 月

目　录

第一章　绪论 / 1

　第一节　研究背景 / 1

　　一、现实背景 / 1

　　二、理论背景 / 5

　第二节　研究目标与研究意义 / 6

　　一、研究目标 / 6

　　二、研究意义 / 7

　第三节　研究方法与技术路线 / 8

　　一、研究方法 / 8

　　二、技术路线 / 9

　第四节　研究内容与创新点 / 10

　　一、研究内容 / 10

　　二、创新点 / 11

　本章小结 / 12

第二章 文献综述 / 14

第一节 工作投入 / 14

一、工作投入的概念 / 14

二、工作投入的测量 / 16

三、工作投入的前因 / 21

四、工作投入的后效 / 26

五、工作投入的干预 / 28

第二节 工作特征 / 32

一、工作特征模型 / 32

二、要求-控制模型 / 33

三、要求-控制-支持模型 / 33

第三节 工作要求-资源模型 / 34

一、工作要求-资源模型的内涵 / 34

二、工作要求-资源模型的演变与发展 / 40

三、工作要求-资源模型的测量 / 46

四、工作要求-资源模型的验证 / 47

五、工作要求-资源模型的研究展望 / 48

六、工作要求-资源模型研究述评 / 55

第四节 养老护理人员 / 56

一、养老护理人员的特征 / 56

二、养老护理人员工作投入的不足及其影响因素 / 58

三、养老护理人员工作投入的提升策略 / 59

四、养老护理人员研究述评 / 59

本章小结 / 60

第三章　理论基础 / 62

第一节　资源保存理论 / 62

一、资源保存理论前的压力模型 / 62

二、资源保存：一种新的压力模型 / 66

三、资源保存理论在组织学中的应用 / 73

四、资源保存理论的研究趋势 / 78

第二节　工作要求–资源理论 / 80

一、工作要求–资源模型的研究回顾 / 80

二、工作要求–资源理论的形成 / 84

三、工作要求–资源理论的研究趋势 / 86

本章小结 / 91

第四章　养老护理人员的工作特征与工作投入

　　　　　提升 / 93

第一节　国外养老护理人员的工作特征 / 93

一、工作要求 / 94

二、工作资源 / 98

第二节　国内养老护理人员的工作特征 / 102

一、工作要求 / 102

二、工作资源 / 104

第三节　养老护理人员的工作投入提升 / 106

一、缓解工作压力 / 106

二、减少职业倦怠 / 107

三、提高工作满意度 / 108

四、减少离职倾向 / 109

第四节　研究结论与展望 / 110

一、研究结论 / 110

二、研究展望 / 111

本章小结 / 112

第五章　养老护理人员工作投入影响因素和提升
　　　　　　路径的实证研究 / 114

第一节　问题的提出 / 114

第二节　理论基础与研究假设 / 118

一、组织伦理氛围与工作投入 / 118

二、组织伦理氛围与组织认同 / 120

三、组织认同与工作投入 / 121

四、组织伦理氛围、组织认同与工作投入 / 121

第三节 研究设计 / 122

一、研究样本 / 122

二、变量测量 / 123

第四节 数据分析与结果 / 124

一、同源方差检验 / 124

二、验证性因子分析 / 125

三、描述性统计与相关分析 / 125

四、假设检验 / 127

第五节 研究结论与建议 / 131

一、研究结论 / 131

二、理论贡献 / 132

三、管理启示 / 133

四、研究不足与展望 / 134

本章小结 / 135

结语 / 136

参考文献 / 139

第一章 绪论

第一节 研究背景

一、现实背景

（一）我国人口老龄化程度进一步加深

按照国际通用标准，当一个国家或地区 60 岁及以上老年人口数量占人口总数的 10%，或者 65 岁及以上老年人口数量占人口总数的 7%，则意味着这个国家或地区进入老龄化。1999 年，我国 60 岁及以上老年人口比重达到 10%，2000 年，我国 65 岁及以上老年人口比重达到 7%，我国开始步入老龄化社会。2021 年，第七次全国人口普查数据显示，我国 60 岁及以上人口超 2.6 亿，占人口总数的 18.7%，其中，65 岁及以上人口 1.9 亿，占 13.5%，人口老龄化程度进一步加深。对照国际标准，当一个国家 65 岁及以上人口数量占比为 7%~14%，则意味着轻度老龄化；占比为 14%~20%，则意味着中度老龄化；占比为 21%~40%，则意味着重度老龄化。由此表明，我国已接近中度老龄化社会（顾阳，2021）。据研究机构测算，预计"十四五"期间我国 60 岁及以上人口数量占人口总数的比例或将超过 20%，人口数量将突破 3 亿，到 2030 年，全球新增的 60 岁及以上老年人口有近三成将来自中国（顾阳，2021）。此外，我国的人口老龄化还叠加着育龄妇女规模下降、生育率走低等因素，这让人口老龄化的应对之路更为曲折。事实上，我国老年人口不仅规模全球最大、增速全球最快，而且还不同程度地存在着未富先老、分布不均等特征，这都给我国应对人口老龄化问题带来了不确定影响，养老挑战更是亟待解决的问题（顾阳，2021）。

（二）我国养老服务形势愈发严峻

人口老龄化程度的进一步加深让我国养老服务形势愈发严峻。截至 2021 年年底，我国共有各类养老机构和设施 35.8 万个、养老床位 815.9 万张，其中有注册登记的养老机构 4.0 万个、床位 503.6 万张，社区养老服务机构和设施 31.8 万个、床位 312.3 万张①。虽然养老机构的数量有一定的增长，但仍然远远无法满足我国人口老龄化加速下的养老服务需求。此外，随着人口老龄化加剧，失能、失智、独居、高龄老年人口日益增多，专业养老护理人员的社会需求越来越大（邓海建，2020）。我国超过 1.8 亿老年人患有慢性病，患有一种及以上慢性病的比例高达 75%，失能、部分失能老年人约 4 000 万人（徐虹，2020）。按照国际公认的 3 位失能老人配备 1 名护理人员的标准计算，我国需要的养老护理人员数量约为 1 300 万，而当前我国养老机构和社区从事养老护理工作的人员不足 100 万人，其中有专业资质证书的养老护理人员约 30 万人，养老护理人员供需缺口巨大（邓海建，2020；徐虹，2020；马丹妮，2018），养老护理人员严重匮乏，人员缺口已超过千万（盛见，2018；邓海建，2020），出现了养老"护工荒"，这成为我国养老服务业发展的主要瓶颈（胡芳肖 等，2018）。养老护理人员短缺是养老机构面临的普遍问题，供需缺口巨大，已成为国内养老服务体

---

① 数据来源：2022 年《民政事业发展统计公报》。

系建设中异常突出的矛盾（邓海建，2020）。如果不解决"谁来服务"的"护工荒"问题，不切实提高养老护理人员的专业能力和服务水平，增加其工作投入，"老有所养"和养老服务质量提升就会成为一句空话。

（三）党和国家高度重视养老服务的提升

养老服务一直都是党和国家关心的重大民生问题。近年来，养老机构虽然床位数量在不断增加，但服务质量提升不够显著（盛见，2021）。党的十八大以来，习近平总书记多次强调要发展养老服务业，推进养老服务业人才队伍建设，提升养老服务质量。2017年，党的十九大报告指出，要"提高保障和改善民生水平""加快老龄事业和产业发展"；2019年，《政府工作报告》也将"大力发展养老特别是社区养老服务业"纳入2019年政府工作任务；"十四五"规划和2035年远景目标纲要也提出，要健全基本养老服务体系，大力发展普惠型养老服务。2019年，中共中央、国务院印发的《国家积极应对人口老龄化中长期规划》提出要"打造高质量的养老服务"；《国务院办公厅关于推进养老服务发展的意见》（国办发〔2019〕5号）提出要"建立完善养老护理员职业技能等级认定和教育培训制度""建立健全长期照护服务体系"。同年，人力资源和社会保障部、民政部修订《养老护理员国家职业技能标准（2019年版）》，进一步提高养老服务职业化、专业化、规范化水平，更好满足养老服务需求；民政部《关于进一步扩大养老服务供给 促进养老服务消费的实施意见》提出要"建设高素质、专业化养老服务人才队伍"，"确保到2022年年底前培养培训1万名养老院院长、200万名养老护理员、10万名专兼职老年社会工作者，切实提升养老服务持续发展能力"。2021年，《中共中央 国务院关于加强新时代老龄工作的意见》提出，"用人单位要切实保障养老服务人员工资待遇，建立基于岗位价值、能力素质、业绩贡献的工资分配机制，提升养老服务岗位吸引力，大力发展相关职业教育，开展养老服务、护理人员培养培训行动"，积极加强养老护理人才队伍建设、加强老龄工作保障。2022 年，《国务院关于印发"十四五"国家老龄事业发展和养老服务体系规划的通知》（国发〔2021〕35 号）再次指出我国的专业人才，特别是护理人员短缺的问题，并提出通过"完善人才激励政策""拓宽人才培养途径"等具体措施来加强养老护理人才队伍建设，同时还制订了具体的人才队伍建设行动计划，主要包括"养老服务人才队伍扩容""老年医学人才队伍培养""为养老服务人才队伍提质"等，为"十四五"期间的养老护理人才队伍建设指明了方向，制定了详细规划。2022 年 10 月，党的二十大提出要"实施积极应对人口老龄化国家战略，发展养老事业和养老产业，优化孤寡老人服务，推动实现全体老年人享有基本养老服务"。由此可见，党和国家一直以来都高度重视养老服务的提升。

养老护理人员的数量及素质直接关系到社会为老年人提供养老服务的质量（徐虹，2020）。目前我国养老护理人员面临"招人难"和"留人难"两大难题（蔡永飞，2021）。解决养老服务"护工荒"问题需要从数量和质量两个视角来思考，一是从外部增加养老护理人员的数量，解决"招人难"的问题；二是从内部提高养老护理人员的工作投入，改进养老服务的质量和效率，解决"留人难"的问题。即内外手段并举，在扩大养老护理人员规模的同时，提高养老护理人员的工作投入和服务质量，既要"招得来"，又要"留得住"，这样才能真正解决养老服务"护工荒"问题。

二、理论背景

（一）积极心理学的兴起带动工作投入的研究

职业心理健康及其相关影响因素长期以来都是备受关注的研究议题（齐亚静、伍新春，2018）。最初，研究者主要关注压力因素的影响作用，将研究问题聚焦在职业心理健康的消极方面——职业倦怠（弗洛伊登伯杰，1974）。心理学领域，迈尔斯（Myers，2000）基于对期刊《心理学文摘》（*Psychological Abstracts*）的检索发现，消极情绪与积极情绪的研究比例是14：1。职业健康心理学也是如此，绍费利和巴克（Schaufeli & Bakker，2004）把在期刊《职业健康心理学杂志》（*Journal of Occupational health psychology*）上发表的论文进行简单统计后发现，与工作相关的消极结果与积极结果的比率为15：1。随着2000年塞利格曼和契克森米哈伊（Seligman & Csikszentmihalyi，2000）发表《积极心理学论》，以及卢森斯（Luthans，2002）提出积极组织行为学掀起一场积极心理学和积极组织行为学运动，越来越多的研究者开始关注职业心理健康的积极方面——工作投入，工作投入作为职业健康的新视角成为研究热点（绍费利 等，2002）。积极心理学的兴起带动了学术界对积极的主观体验、积极的个体特质和积极的组织关注（塞利格曼、契克森米哈伊，2000）。工作投入（work engagement）作为一种重要的积极特质，自1990年卡恩（Kahn，1990）提出以来，一直受到心理学、社会学、管理学、人力资源管理和健康管理研究者和实践者们的青睐（舒克，2011）。因工作投入对组织绩效的积极影响，学术界对其研究兴趣不断增加（巴克、阿尔布雷希特，2018）。目前，工作投入领域的研究样本涉及中国、美国、荷兰、德国、芬兰、瑞典、挪威等国家，职业领域包括建筑业、运输业、电子通信业和商业等（白玉苓、张慧慧，2014），研究领域广泛，但涉及养老护理人员职业领域的研究极少。

（二）工作要求－资源模型是研究工作特征对工作投入影响的系统理论框架

职业心理健康是一种与工作密切相关的健康状态（齐亚静、伍新春，2018）。在职业健康领域，工作特征与工作者身心健康的关系备受关注，工作特征是影响从业者职业心理健康的关键因素（吴亮 等，2010）。关于工作特征对职业心理健康的影响，心理学家也曾提出一系列理论模型予以解释，比如工作特征模型、要求－控制模型、要求－控制－支持模型、工作要求－资源模型等。其中，最具影响力的理论模型当属工作要求－资源模型（齐亚静、伍新春，2018）。工作要求－资源模型为研究工作特征对工作投入的影响提供了一个系统的理论框架（绍费利、塔里斯，2014）。该模型已经在荷兰、德国、芬兰、美国等国的教师、医生、警察、企业职员等职业群体中得到了验证（吴亮 等，2010；绍费利、塔里斯，2014），但在我国养老护理人员职业群体中的研究极为少见，有待进一步拓展。

第二节　研究目标与研究意义

一、研究目标

在人口老龄化的"护工荒"背景下，为了更好地提高养老护理人员的工作投入，进而提高养老服务质量，本书以养老护理人员工作投入为研究对象，聚焦养老护理人员工作投入不足和养老服务质量不高等问题，以工作要求－资源（JD-R）模型为视角，在充分分析和调研养老护理人员的工作特征和工作投入的基础上，探讨养老护理人员的工作特征（工作要求和工作资源）与工作投入提升的关系，并进一步从组织伦理氛围的角度来实证分析工具型伦理氛围的工作要求，以及关怀型和规则型伦理氛围的工作资源对养老护理人员工作投入的影响，为提高养老护理人员工作投入提供理论分析框架，并就如何从内部着手缓解我国养老"护工荒"问题提供实践指导。

具体来讲，本书的研究目标如下：

第一，从工作要求-资源（JD-R）模型视角出发，通过文献梳理和理论研究对国内外养老护理人员的工作特征（工作要求和工作资源）进行归纳分析，对养老护理人员工作投入的提升路径进行探讨。

第二，基于养老护理伦理的现实问题，从组织伦理氛围视角出发，通过实证分析工具型伦理氛围的工作要求，以及关怀型和规则型伦理氛围的工作资源对养老护理人员工作投入的影响，明晰组织伦理氛围视角下的养老护理人员工作要求和工作资源对其工作投入的影响机制，并根据研究结果，提出养老护理人员工作投入的提升路径。

鉴于理论界和实践部门对如何从内部提升养老护理人员工作投入、改进养老服务质量的研究相对较少，本书在"护工荒"的背景下，聚焦养老护理人员的工作特征（工作要求和工作资源）因素，基于工作要求-资源（JD-R）模型研究组织伦理氛围的工作特征对养老护理人员工作投入的影响机制，并结合我国养老护理服务的实际情况提出缓解"护工荒"问题、提升养老护理人员工作投入的对策建议。

二、研究意义

1. 理论意义

本书的理论价值在于：将工作要求-资源（JD-R）模型推广应用到养老护理人员这一职业群体，从工作要求和工作资源两个方面分析影响养老护理人员工作投入的关键工作特征因素，并从护理伦理的视角对组织伦理氛围下的工作要求和工作资源对养老护理人员工作投入的影响机制及提升路径进行探讨，为理解和分析养老护理人员工作投入提供新的理论视角，不仅弥补了当前理论界对养老护理人员工作投入分析的不足，同时也拓宽了工作要求-资源（JD-R）模型的有关理论研究。

2. 现实意义

本书的应用价值在于：有利于全面分析我国养老护理人员的工作投入问题，从工作要求和工作资源两个方面提升养老护理人员的工作投入，抑制其工作倦怠，进而提高养老服务的质量和效率，对从内部解决养老"护工荒"问题具有重大价值。

第三节　研究方法与技术路线

一、研究方法

本书采用理论研究和实证研究相结合、定性研究和定量研究相结合的研究方法，通过文献检索、现场调研、个别和团队焦点访谈、问卷调查等多种方法来获取研究数据和资料，通过质性分析和统计分析来处理资料和数据，通过专家咨询、现场反馈、政策评估等方法来优化对策和措施。

（1）文献分析法。梳理国内外关于养老护理人员工作特征和工作投入的相关文献与相关理论，把握现有文献的主要观点，建立本书研究的理论基础。

（2）调研法和访谈法。应用问卷调查法和半结构化访谈法，对影响我国养老护理人员工作投入的工作特征和相关变量进行调查研究和数据收集。

（3）定量分析法。本书将通过因子分析检验问卷的信度和效度，并对影响养老护理人员工作投入的相关因素进行归类，通过多元回归分析的方法分析相关因素对养老护理人员工作投入的影响。

二、技术路线

本书将按照"背景分析→文献梳理→理论探讨→实证分析→结论启示"这一思路展开研究。第一，通过分析人口老龄化背景下的养老护理服务的供需现状，把握本书的现实背景；通过文献分析，把握本书的理论背景。第二，通过文献研究，梳理学术界关于工作投入、工作特征、工作要求-资源（JD-R）模型、养老护理人员等相关问题的研究，以及资源保存理论、工作要求-资源（JD-R）理论等相关理论基础。第三，基于工作要求-资源（JD-R）模型，通过文献梳理分析探讨影响国内外养老护理人员工作投入的关键工作特征（工作要求和工作资源）及提升路径。第四，从护理伦理视角出发，探讨组织伦理氛围下工具型伦理氛围的工作要求，以及关怀型伦理氛围和规则型伦理氛围的工作资源对养老护理人员工作投入的影响效应和影响机制，结合实证研究结论，提出改善养老护理人员工作投入的有效路径。图1-1为本书的研究框架。

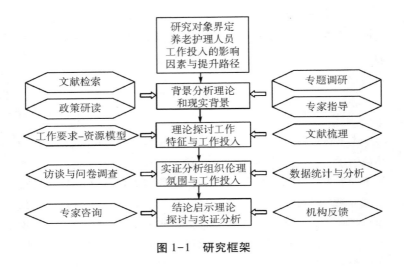

图 1-1　研究框架

第四节　研究内容与创新点

一、研究内容

1. 养老护理人员的工作特征与工作投入提升

确定特定职业最突出的工作要求和工作资源将有助于制定有效的工作投入生态干预措施，因此最有可能产生效果（巴克、阿尔布雷希特，2018）。工作要求-资源（JD-R）模型下的工作特征具有较大的职业特异性，因此，研究工作的开展首先需要在工作要求-资源（JD-R）模型下梳理养老护理人员的关键工作特征，为后面的理论和实证研究奠定基础。据此，本书的第一个重要内容就是基于工作要求-资源（JD-R）模型，通过文献分析，分别从工作要求和工作资源的视角系统梳理国内外养老护理人员的工作特征与工作投入提升路径。

2. 养老护理人员工作投入的实证研究

基于养老护理伦理的现实问题，从组织伦理氛围视角出发，探讨工具型伦理氛围的工作要求，以及关怀型伦理氛围和规则型伦理氛围的工作资源对养老护理人员工作投入的影响效应和影响机制，通过实证研究进一步探讨养老护理人员工作投入的影响因素和提升路径。

二、创新点

本书是在我国人口老龄化程度进一步加深、养老服务形势持续严峻、党和国家高度重视提升养老服务质量的背景下，以养老护理人员这一职业群体为研究对象，基于积极心理学在职业心理健康研究领域的兴起，从工作特征对职业心理健康影响研究领域最具影响力的理论模型——工作要求-资源（JD-R）模型视角出发，分别通过理论研究和实证分析探讨养老护理人员的工作特征（工作要求和工作资源）与工作投入提升路径。本书的研究对象、研究视角、研究方法具有一定的特色，包括以下创新点：

1. 研究视角的创新

工作要求-资源（JD-R）模型下的工作具有较大的职业特异性，不同的职业群体有着不同的工作要求和工作资源。虽然国外基于工作要求-资源（JD-R）模型的工作特征研究非常丰富，但是国内以工作要求-资源（JD-R）模型为基础，探索和发现不同职业中起关键作用的工作要求和工作资源的研究还不多（吴亮 等，2010），针对养老护理人员这一职业群体的工作要求和工作资源的分析则更为少见。因此，本书从工作要求-资源（JD-R）模型的视角出发，系统分析探讨养老护理人员的工作特征和工作投入提升，这是本书的第一个创新点。

2. 研究方法的创新

本书采用理论研究和实证研究相结合、定性研究和定量研究相结合的方法，通过梳理文献，理论分析国内外养老护理人员的工作特征（工作要求和工作资源）和工作投入提升的关系；通过问卷调查和半结构化访谈，实证研究组织伦理氛围视角下工具型伦理氛围的工作要求，以及关怀型伦理氛围和规则型伦理氛围的工作资源对养老护理人员工作投入的影响效应和影响机制。既从理论视角提出养老护理人员工作投入的提升路径，又从实证视角分析养老护理人员工作投入的管理启示是本书的另一个创新之处。

本章小结

基于我国人口老龄化程度进一步加深、养老服务形势愈发严峻、党和国家高度重视提升养老服务质量的现实背景，以及积极心理学和积极组织行为学的兴起带动工作投入的研究，工作要求-资源（JD-R）模型为研究工作特征对工作投入影响提供了一个系统的理论框架，本书以养老护理人员工作投入的影响因素和提升路径为研究对象，以工作要求-资源（JD-R）模型为研究视角，以"背景分析→文献梳理→理论探讨→实证分析→结论启示"为研究思路，采用文献分析法、调研法和访谈法等理论和实证、定性和定量相结合的方法，理论探讨养老护理人员的工作特征（工作要求和工作资源）与工作投入提升，实证分析工具型伦理氛围的工作要求，以及关怀型和规则型伦理氛围的工作资源对养老护理人员工作投入的影响。本书为理解和分析养老护理人员工作投入提供了新的理论视角，弥补了当前理论界对养老护理人员工作投入分析的不足，同时也丰富了工作要求-资源（JD-R）模型的有关理论研究，有利于全面分析我国养老护理人员的工作投入问题，并从工作特征的角度提升养老护理人员的工作投入，进而为提高养老服务的质量和效率提供理论和实践指导。因此，本书在研究视角和研究方法上都有着一定的创新，旨在通过理论和实证研究全面提升养老护理人员的工作投入，提高养老护理服务质量和效率。

第二章　文献综述

第一节　工作投入

21 世纪以来，人们越来越关注积极心理学——对人类力量和最佳功能的科学研究（塞利格曼、契克森米哈伊，2000）。积极心理学被认为是补充了传统心理学对疾病、损伤、失调和残疾的关注。卢森斯（Luthans，2002）呼吁"积极导向的人力资源优势和心理能力的研究，可以衡量、开发、有效管理工作场所的绩效改进"，其中一种重要的积极状态就是工作投入。

一、工作投入的概念

卡恩（Kahn，1990）最早将工作投入定义为"组织成员通过自我控制而达到的自我与工作角色相结合的积极状态"。在卡恩（Kahn，1990）看来，自我与工作角色实际上处在一个动态和相互转化的过程中：当工作投入较高时，个体会将自己的精力投入角色行为中，并在角色中展现自我；相反，当工作投入较低时，个体则会将自我抽离于工作角色之外，以避免自己创造出工作角色所需的绩效，并有可能产生离职意愿。在上述观点的基础上，卡恩（Kahn，1990）进一步将工作投入分为生理（physical）投入、认知（cognitive）投入和情绪（emotional）投入三个维度。生理投入是指个体在执行角色任务时能保持生理上的高度卷入；认知投入是指个体能够保持认知上的高度活跃及唤醒状态，并能清晰地意识到自己在特定工作情境中的角色和使命；情绪投入是指个体能够保持自己与他人（如同事和上级）的联系以及对他人情绪情感的敏感性。卡恩（Kahn，1990）认为，高工作投入的员工在生理、认知和情绪上都会投入工作角色中，并能够体验到意义感（投入角色绩效的回报）、心理安全感（工作中的信任感和安全感）和可用性（拥有工作所需要的身体和心理资源的感觉）。萨克斯（Saks，2006）通过区分工作投入和组织投入来反映员工的不同角色，从而发展了这一观点。马斯拉赫和莱特（Maslach & Leiter，1997）从职业倦怠的角度研究了投入精神，将其描述为精力充沛、投入和效能，这是职业倦怠的对立面，因此可以使用马斯拉赫职业倦怠量表。

绍费利等（Schaufeli et al.，2002）反驳了这一观点，他们认为，虽然投入是倦怠的正相反，但它是一个独立且独特的概念，因此不能用倦怠量表来衡量工作投入。他们把工作投入定义为"一种与工作相关的积极、完满的情绪与认知状态"。这种状态具有持久性和弥散性，而不是针对某一特定的目标、事件或情境；工作投入本身就是一种正性体验，体现了工作中的高能量水平和强烈的认同感，精力专注而不涣散。在工作投入的结构方面，绍费利等（Schaufeli et al.，2002）认为，它包括活力（vigor）、奉献（dedication）和专注（absorption）三个维度。活力是指个体具有充沛的精力和良好的心理韧性，自愿为自己的工作付出努力而不易疲倦，并且在困难面前能够坚持不懈；奉献是指个体具有强烈的意义感、自豪感以及饱满的工作热情，能够全身心地投入工作中，并勇于接受工作中的挑战；专注表现为个体全神贯注于自己的工作，并能以此为乐，感觉时间过得很快而不愿从工作中脱离出来。绍费利等（Schaufeli et al.，2002）对工作投入的概念界定和维度划分也得到了学术界的普遍认可。

与工作投入相似的概念有工作卷入（job involvement）。工作卷入是指个体在心理上认同自己的工作的一种认知或信念状态（卡农戈，1982）。在这种状态中，工作被视为具有满足个体主要需求和期望的潜力。可见，工作卷入主要是一种认知上的判断，即个体判断出某项工作满足自己需求的程度有多大。工作投入与工作卷入的不同之处在于，前者强调个体在工作时如何控制和展现自我，亦即除了认知成分之外，工作投入还包含了情感和行为层面的内容。相较而言，工作卷入较偏向于"静态"的解释，而工作投入则是一种"动态"的情况，个体即使认识到工作已经满足了自己的需求，仍有可能会产生不投入的情况，因此工作投入可被视为工作卷入的前因变量，即当工作投入较高时，个体将会更加认同自己的工作（谢函融，2005）。

二、工作投入的测量

投入一开始被视为倦怠的对立面。因此，投入的测量也是作为倦怠的对立面而被设计的。马斯拉赫和莱特（Maslach & Leiter，1997）假设投入的特征是精力、投入和效能，它们分别被认为是倦怠的三个维度，即疲惫、玩世不恭和缺乏职业效能的直接对立面。投入的员工精力充沛、工作效率高，并认为自己能够完全满足工作的要求。由此可见，在马斯拉赫和莱特（Maslach & Leiter，1997）的观点中，投入是通过倦怠的三个维度上分数的相反模式来评估的。也就是说，根据作者的观点，若疲惫和玩世不恭的得分较低，而效能的得分较高，则表明投入。然而，绍费利等（Schaufeli et al.，2002）认为，倦怠和投入是两个相反的概念，应该用不同的工具独立测量。绍费利等（Schaufeli et al., 2002）将投入定义为一种积极的、令人满意的、与工作相关的精神状态，其特征是活力、奉献和专注，并认为投入是一种更持久、更普遍的情感认知状态，它不关注任何特定的物体、事件、个人或行为，且不是短暂或特定的状态。活力表现为工作时精力充沛，心理弹性强，愿意在工作中投入努力，即使面对困难也坚持不懈。奉献表现为意义感、热情、鼓舞、自豪和挑战。专注表现为完全专注于工作，感觉时间过得很快，很难从工作中抽离出来。据此，绍费利等（Schaufeli et al., 2002）从这三个维度开发并验证了投入的量表，并在此后的时间里对此量表再次进行了修订和完善，以推动工作投入的测量和研究。

1. 17个题项版乌得勒支工作投入量表（UWES-17）

在工作投入的测量上，绍费利等（Schaufeli et al., 2002）开发了学生和员工两个版本的工作投入量表，即乌得勒支工作投入量表（Utrecht work engagement scale，UWES），分别从活力、奉献和专注三个维度列出17个题项来测量工作投入（具体见表2-1、表2-2）。该量表也是在工作投入研究中应用最广泛的量表。随后，各国学者以此量表为蓝本，结合本国情境，编制了多种版本的UWES量表。

表 2-1　学生版工作投入量表（UWES-17）

维度	题项
活力	当我早上起床时，我想去上课
	当我作为学生做我的作业时，我感到精力充沛
	就我的学习而言，即使事情不那么顺利，我也总是坚持不懈
	我可以持续学习很长一段时间
	就我的学习而言，我在精神上很有弹性
	当我学习或去上课时，我感觉精力充沛
奉献	对我来说，我的学习很有挑战性
	我的学习激励着我
	我对我的学习充满热情
	我为我的学习感到骄傲
	我发现我的学习充满了意义且目标明确
专注	当我学习的时候，我忘记了周围的一切
	当我学习的时候，时间过得很快
	我在学习的时候会忘乎所以
	我很难把自己从学习中脱离出来
	我时常沉浸在我的学习中
	当我认真学习时，我感到快乐

资料来源：SCHAUFELI W B，SALANOVA M，GONZÁLEZ-ROMÁ V，et al. The measurement of engagement and burnout：a two sample confirmatory factor analytic-approach［J］. Journal of Happiness Studies，2002，3（1）：71-92.

表 2-2　员工版工作投入量表（UWES-17）

维度	题项
活力	当我早上起床时，我想去工作
	在工作上，我感到精力充沛
	在工作上，即使事情不那么顺利，我也总是坚持不懈
	我可以连续工作很长时间
	在工作中，我在精神上很有弹性
	在工作中，我感觉自己强壮且精力充沛
奉献	对我来说，我的工作很有挑战性
	我的工作激励着我
	我对我的工作充满热情
	我为我的工作感到骄傲
	我发现我的工作充满意义且目标明确
专注	当我工作时，我忘记了周围的一切
	当我工作时，时间过得很快
	我工作的时候会忘乎所以
	我很难把自己从工作中脱离出来
	我沉浸在我的工作中
	当我认真工作时，我感到快乐

资料来源：SCHAUFELI W B, SALANOVA M, GONZÁLEZ-ROMÁ V, et al. The measurement of engagement and burnout：a two sample confirmatory factor analytic-approach［J］. Journal of Happiness Studies，2002，3（1）：71-92.

2.9 个题项版乌得勒支工作投入量表（UWES-9）

随着对工作投入研究的不断深入和发展，绍费利等（Schaufeli et al.，2006）通过研究 10 个国家的 14 521 份样本数据发现，乌得勒支工作投入量表（UWES）可以由原来的 17 个题项缩减到9个（见表2-3），即活力、奉献和专注。每个维度用3个题项进行测量，并通过验证性因子分析验证了乌得勒支工作投入量表（UWES-9）的因子效度，三个维度的量表得分均具有良好的内部一致性和重测信度。米尔斯等（Mills et al., 2011）在系统地比较9个题项的乌得勒支工作投入量表（UWES-9）和17个题项的乌得勒支工作投入量表（UWES-17）后认为，UWES-9比UWES-17更可行，甚至能替代UWES-17（米尔斯 等，2011）。因此，UWES-9被认为是UWES-17的精简版，且可以产生类似可靠和有效的工作投入测量（绍费利 等，2006）。

表2-3 工作投入量表（UWES-9）

维度	题项
活力	当我早上起床时，我想去工作
	在工作上，我感到精力充沛
	在工作中，我感觉自己强壮且精力充沛
奉献	我的工作激励着我
	我对我的工作充满热情
	我为我的工作感到骄傲
专注	我工作的时候会忘乎所以
	我沉浸在我的工作中
	当我认真工作时，我感到快乐

资料来源：SCHAUFELI W B, BAKKER A B, SALANOVA M. The measurement of work engagement with a short questionnaire：a cross-national study ［J］. Educational and Psychological Measurement，2006，66（4）：701-716.

3.3 个题项版乌得勒支工作投入量表（UWES-3）

2017 年，为了开发有效可靠、但又没有冗余项目的简短测量方法，绍费利等（Schaufeli et al., 2017）将工作投入量表缩减到了只有 3 个题项的超短版本（见表 2-4），即每个维度用 1 个题项来测量，并用来自芬兰、日本、荷兰、比利时和西班牙五个国家的样本数据证明超短的 3 个题项版乌得勒支工作投入量表（UWES-3）和较长且较成熟的 9 个题项版乌得勒支工作投入量表（UWES-9）具有一样的检测效果，验证了工作投入的超短测量（绍费利 等，2017）。

表 2-4　工作投入量表（UWES-3）

维度	题项
活力	在工作上，我感到精力充沛
奉献	我对我的工作充满热情
专注	我沉浸在我的工作中

资料来源：SCHAUFELI W B, SHIMAZU A, HAKANEN J, et al. An ultra-short measure for work engagement: the UWES-3 validation across five countries [J]. European Journal of Psychological Assessment, 2017, 35 (4): 577-591.

三、工作投入的前因

工作投入是目前职业健康心理学中最受欢迎的结果之一（莱纳 等，2019）。基于工作投入可能对员工个人和整个组织产生重要影响，很多研究都集中在工作投入的前因分析上。哪些工作条件能够促进工作投入？为什么有些人比其他人更容易投入？哪些工作资源可以促进工作投入？这些问题都是学者们努力探寻的。学者们将工作投入的前因分为两大类——情境因素和个体因素。

1. 情境因素

工作要求是工作倦怠最重要的预测因子，而工作资源是工作投入最重要的预测因子（哈贝斯莱本，2010；绍费利、巴克，2004）。工作资源是指工作中那些有助于实现工作目标、减少工作要求或刺激个人成长的方面。工作资源的例子包括来自同事的社会支持、主管指导和绩效反馈（绍费利、巴克，2004）。有趣的是，虽然绍费利和巴克（Schaufeli & Bakker，2004）在他们的研究中也包括了工作要求，但工作资源是工作投入的唯一预测因素。此外，纵向研究也发现了工作资源对工作投入的影响，如毛诺等（Mauno et al.，2007）在芬兰卫生保健人员中进行的一项研究发现，2003年工作控制水平较高的员工在2005年报告了更高的活力、奉献和专注水平。

克里斯蒂安等（Christian et al.，2011）最近的一项元分析证实，工作资源是员工工作投入最重要的预测因子。预测工作投入的工作资源不仅包括任务多样性、任务重要性、自主性、绩效反馈和同事的社会支持，还包括与主管的高质量关系以及变革型领导的领导方式。与体力要求、工作条件（健康危害、温度和噪音）和工作复杂性等工作要求相比，工作资源与工作投入的相关性更强。此外，对于两种工作资源（自主性和社会支持），作者发现了滞后效应和日常人际效应的元分析证据。这些元分析的发现与哈贝斯莱本（Halbesleben，2010）的发现相呼应。哈贝斯莱本（Halbesleben，2010）发现工作资源与工作投入呈正相关关系。虽然工作要求与工作投入呈负相关关系，但工作资源与工作投入的关系要比工作要求与工作投入的关系强得多。因此，随着时间的推移，工作资源有助于工作投入。

哈卡宁等（Hakkanen et al.，2005）以芬兰牙医为样本，调查了高工作要求和高工作资源对工作投入的影响。研究假设，在工作要求高的情况下（如繁重的工作量、不利的物理环境），

工作资源（如所需专业技能的可变性、同伴交往）对保持工作
投入是最有益的。研究结论表明，当定性工作量高时，专业技
能的可变性会提高工作投入，并减轻定性工作量对工作投入的
负向影响。

巴克等（Bakker et al.，2007）通过研究芬兰的小学、中学
和职业学校教师后发现，工作资源起到了缓冲作用，减弱了学
生不当行为和工作投入之间的负相关关系。此外，他们发现，
工作资源会影响工作投入，尤其当教师面对高水平的学生不当
行为时。主管的支持、创新、赞赏以及组织氛围是特别重要的
工作资源，能够帮助教师与学生进行有效互动。因此，在高工
作要求的互动中，工作资源有助于工作投入。

克劳福德等（Crawford et al.，2010）研究了工作要求对工
作投入的不同影响，挑战性工作要求与工作投入呈正相关，而
阻碍性工作要求与工作投入呈负相关。利希滕塔勒和菲施巴赫
（Lichtenthaler & Fischbach，2018）发现，随着时间的推移，以
晋升为重点的工作塑造（如增加工作资源）会提升工作投入，
而以预防为重点的工作塑造（如减少阻碍性的工作要求）会降
低工作投入。

莱纳等（Lesener et al.，2019）通过分析 55 项纵向研究的
元分析结构方程模型，研究了工作资源在团队层面、领导层面
和组织层面对工作投入的差异影响。研究结果表明，这三个层
次的工作资源都能预测随着时间的推移，工作投入程度会发生
的变化。其中，反映了工作是如何组织、设计和管理的组织层
面的资源（如自主性）比团队层面的资源（如社会支持）或领
导层面的资源（如领导力）对工作投入的贡献更大。

2. 个人因素

研究发现，性格可能会在工作投入中发挥重要作用（阿尔
布雷希特，2010；梅西、施耐德，2008），因为具有特定性格特

征的个体可能比具有不同性格特征的个体更能调动他们的工作资源。例如，外向的人更容易表现出积极的情绪，以及高频率和高强度的人际互动，还有对刺激的高度要求。此外，外向通常与乐观倾向相关（科斯塔、麦克雷，1992）。这些特征可能特别有助于获得同事和主管的社会支持，以及寻求业绩反馈。此外，外向者倾向于积极地重新评估问题，这可能有助于他们将工作要求视为挑战。

麦基坎加斯等（Mäkikangas et al.，2013）的研究表明，在人格的五大因素中，情绪稳定性、外向性和尽责性始终与较高的工作投入相关。此外，一些研究发现，低阶个人因素的自我效能、乐观和自尊与工作投入呈正相关关系。另外，其他研究也发现核心自我评价、积极影响、一致性感知与工作投入之间呈正相关关系。麦基坎加斯等（Mäkikangas et al.，2013）认为，具有高自我效能、乐观和高情绪稳定性的人有一种特殊的处理现实的方式，这样的人倾向于认为他们的环境基本上是良性的。例如，他们期待事情进展顺利，他们将挫折和失败视为正常，而不是自身缺乏价值的象征，他们倾向于将生活视为可以被影响和采取行动的事物。这表明个体差异决定了客观工作情况是否会对工作投入产生影响。

总体而言，麦基坎加斯等（Mäkikangas et al.，2013）的发现与之前的两项仅包含少数个别因素的元分析一致，并对其进行了拓展。哈贝斯莱本（Halbesleben，2010）的元分析表明，除了工作资源外，乐观和自我效能感与工作投入呈正相关。克里斯蒂安等（Christian et al.，2011）的研究表明，尽责性、积极情感和主动性人格都与工作投入呈正相关关系。主动性人格是指在各种情境中从事主动行为的性格倾向。具有主动性人格的个人倾向于有意地改变他们所处的环境，包括他们的物理环境。他们能较快地发现机会，并采取行动，且坚持不懈，直到带来有意义的改变。巴克等（Bakker et al., 2012）研究了主动性人格与工作投入之间的关系。他们认为，具有主动性人格的员工最有可能设计他们的工作，这样的员工会增加他们的工作资源（寻求反馈和支持，增加他们的发展机会）和工作挑战（寻求新任务，自愿参与项目）。这种工作塑造反过来又会带来更高的工作投入。因此，倾向于改变环境的人能够调整自己的工作要求，调动自己的工作资源，而这些资源促进了员工对工作的投入。综上所述，研究表明，高阶个体因素（情绪稳定性、外向性、尽责性和主动性）和低阶个体因素（自我效能、乐观和自尊）与工作投入呈正相关关系。

杨等（Young et al., 2018）强调了人格的作用，在他们的元分析中，五大人格（尽责性、神经质、外向性、亲和性、开放性）、主动性人格和积极情感与工作投入相关。

过去二十几年，对工作投入的相关影响因素的研究支持工作要求-资源（JD-R）模型的激励过程，即工作资源促进工作投入，也强调了个人通过工作塑造对工作投入的影响。此外，马斯拉赫和莱特（Maslach & Leiter, 1997）从工作-个人匹配（job-person fit）角度研究了工作投入的前因变量，认为员工工作正向心理和行为受到工作负荷、控制力、奖赏、团队、公平、价值观等工作-个人匹配度的影响。学者们还从个体、组织和家庭三个角度探讨了工作投入的前因变量：个体层面，坚韧意志及其情商与工作投入呈正相关关系（拉维钱德兰 等，2011）；组织层面，社会支持（绍费利，2006）、主管支持和组织支持（申，2004）等都能激发员工投入工作；家庭层面，单身、没有孩子的个体工作投入水平较低（史密斯 等，2007）。

四、工作投入的后效

1. 激励结果

一些研究将工作投入与更好的健康联系起来,包括健康的心脏自主活动(塞帕莱 等,2012)。工作投入和健康之间呈正相关关系的一个原因可能是工作投入的员工更倾向于从事有助于放松和从工作中获得心理解脱的休闲活动,包括体育锻炼、社会活动和爱好(十布鲁梅尔休斯、巴克,2012)。然而,大多数研究都集中在工作投入的动机结果上。

研究表明,工作投入的员工比不投入的员工更容易体验到积极情绪。例如,绍费利和范雷南(Schaufeli & Van Rhenen,2006)发现,工作投入的经理比不投入的经理更有灵感,精力更加充沛,心情更加愉悦,态度更加热情。罗德里格斯-穆尼奥斯等(Rodríguez-Muñoz et al.,2014)采用日常日记设计发现,当工作投入高的时候,员工和他的家人们会更快乐。与广义构建理论一致,工作投入的员工似乎更愿意接受新体验。因此,他们倾向于探索周围的环境,变得更有创造力。事实上,巴克和桑托普卢(Bakker & Xanthopoilou,2013)发现,工作投入程度较高的女校长被学校老师认为更富有创造力。

工作投入的员工也更乐于发现新的思路、采取新的行动,这就可能导致更高的主动学习行为和主动行为。巴克等(Bakker et al.,2012)的研究证明,工作投入与主动学习呈正相关关系,尤其是对于责任心强的员工更是如此。因此,工作投入的员工在更愿意学习新知识时,做事会更有条理,也会更加细心和努力。此外,对工作投入且充满热情的员工更有可能采取积极的行为来保持这种积极的工作环境,也会进一步改善这种积极的工作环境(圣歌,2003)。具体来说,日常工作投入是日常个人主动性和日常学习追求的显著预测因子。哈卡宁等

（Hakkanen et al., 2008）进一步证明，随着时间的推移，工作投入和个人主动性之间存在互惠、积极的关系。工作投入，尤其是活力的组成部分，可以拓宽个体的认知过程，激发多种主动行为，如工作塑造（帕克 等，2010；帕克、格里芬，2011）。

2. 工作结果

在文献研究的基础上，巴克（Bakker，2009）提出投入型员工表现更好，因为他们更容易体验到积极的情绪，这有助于他们寻找新的想法、建立新的资源，把所有的精力投入工作中；他们需要得到反馈和支持，以便创造新的资源；他们有能力将自己的投入精神传递给同事，从而提高团队绩效。

哈贝斯莱本和惠勒（Halbesleben & Wheeler，2008）的一项研究发现了工作投入和工作绩效之间关系的证据。研究发现，第一阶段的工作投入不仅预示着两个月后自我报告的角色绩效更高，而且还预示着领导和同事对角色绩效的评价也更高。萨拉诺瓦等（Salanova et al., 2011）在角色外绩效方面也发现了类似的结果。结果显示，主管变革型领导与护士的工作投入呈正相关。因此，主管对角色外绩效给予了更高的评价。巴克等（Bakker et al., 2004）证明工作投入的员工更有可能表现出组织公民行为。

德梅鲁蒂和克罗潘扎诺（Demerouti & Cropanzano，2010）指出，工作投入（尤其是活力）能使员工从思想转向行动，因此工作投入的员工能取得更好的绩效。此外，工作投入的员工除了寻求个人成长外，还表现出更高水平的角色外绩效，即超越自身工作任务的行为。角色内行为似乎可以通过幸福指标得到更充分的预测（德梅鲁蒂和巴克，2006）。相比之下，角色外绩效似乎可以通过一个人是否愿意执行来更好地预测工作投入。

类似地，克里斯蒂安等（Christian et al., 2011）认为，工作投入的员工可能更易于做出有利于组织社会环境的行为（如组织公民行为），因为他们能够通过高效地执行任务来释放资源，使他们能够从事不属于他们工作描述的活动。具体来说，他们发现，工作投入可以预测任务（角色内）和情境（角色外）绩效。工作投入对工作绩效的影响也通过每周日记的研究设计得到了证明（巴克和巴尔，2010），他们认为这种方法可以用来解释为什么投入的员工也会有几周表现不佳的时候。

工作投入是客户满意度和组织绩效的重要预测因子。桑托普卢等（Xanthopoilou et al.，2009）在研究快餐公司时发现，日常工作投入和日常财务回报之间存在正相关关系。顾客忠诚度也被认为是与工作投入有潜在关系的客观结果。此外，哈特等（Hart et al.，2002）进行的元分析表明，工作投入与高盈利能力和客户满意度/忠诚度有关。格鲁曼和萨克斯（Grumman & Sachs，2011）已经有大量证据表明，工作投入和积极的组织结果之间存在联系，为了提高绩效，管理系统应该促进员工的工作投入。

此外，高工作投入的员工表现出更多角色外行为和较低缺勤率与离职意向，同时具有较高的工作满意度、工作绩效和组织承诺（理查森 等，2006；绍费利 等，2017）。员工工作投入与员工离职率呈负相关关系，而与员工的安全绩效、组织的生产力和盈利能力以及客户的满意度呈正相关关系（哈特，2000）。工作投入也被证明与高水平的创造力、高任务绩效、组织公民行为和客户满意度一致（巴克 等，2014）。

五、工作投入的干预

工作投入目前在许多组织中都是一个热门话题，因为工作投入程度低可能会导致员工幸福感和工作绩效下降，因此，评估、促进和维持员工工作投入是许多组织感兴趣且首先关注的事项（奈特 等，2016）。奈特等（Knight et al.，2016）确定了四种类型的工作投入干预，并对干预措施的有效性进行了评估。

1. 个人资源构建干预

个人资源构建干预侧重于增强个人自我感知的积极属性和优势，通常通过发展自我效能、韧性或乐观来实现（欧文尼尔等，2013；沃里 等，2012）。拥有高水平个人资源的员工一般能够积极评价自己是否满足工作的要求，且相信好的结果，也相信自己可以通过充分参与组织角色来满足自身需求。根据工作要求-资源（JD-R）模型，个人资源可能直接或间接地影响工作投入，在后一种情况下，个人资源通过缓冲来感知工作要求的负面影响。个人资源构建干预对工作投入的影响好坏参半。例如，欧文尼尔等（Ouweneel et al., 2013）观察到，个人资源对那些最初投入较低的人产生了积极且显著的影响；卡利茨（Calitz, 2010）观察到，个人资源对活力和奉献这两个投入维度都产生了积极且显著的影响；索达尼等（Soudani et al., 2011）发现个人资源对工作投入的三个维度都有显著的影响；然而其他人却发现没有任何影响（如陈 等，2009；沃里 等，2012）。

2. 工作资源构建干预

工作资源构建干预侧重于增加工作环境中的资源，如自主性、社会支持和反馈，并预计会促进工作投入，增加工作幸福感和工作绩效。根据工作要求-资源（JD-R）模型的激励过程，工作资源在本质上是通过帮助员工成长和学习来实现激励，满足人类对自主性、关联性和能力的基本要求，或者在外部通过帮助员工实现工作目标来实现激励。此外，资源保存理论认为，员工会寻求保留和增加他们认为有价值的资源。因此，拥有更多资源的人不太可能经历资源损失，而更有可能寻求更多的资源。虽然最初的研究表明，没有发现工作资源构建干预会对工作投入产生任何重要影响，但后来也有研究表明，工作资源构建干预会对工作投入及其子维度产生积极的影响（西弗雷 等，2011）。

3. 领导力培训干预

领导力培训干预措施包括管理者的知识和技能构建培训，以及衡量其直接员工的工作投入。根据工作要求–资源（JD-R）模型的动机假设，管理者的知识和技能增加会导致员工对工作资源的感知增加，从而激励他们投入工作。领导力干预工作投入的结果有好有坏。例如，比格斯等（Biggs et al., 2014）发现，对员工工作文化支持和战略一致性认知的干预会对员工的工作投入产生积极且显著的影响。而里戈蒂等（Rigotti et al., 2014）在德国实施的研究中发现这种影响关系是显著的，但在瑞典实施的研究中没有发现这种影响关系，尽管他们在这两个国家都实施了非常相似的干预。这些研究结果体现了环境的潜在重要性，也体现出了针对个体环境和组织要求的定制干预的重要性（布赖纳、沃尔什，2015；尼尔森 等，2010）。

4. 健康促进干预

健康促进干预措施鼓励员工采用并保持更健康的生活方式以减少管理压力。例如，运动的生理影响可能会促进工作投入，增强幸福感，减少压力、倦怠、不良心理问题、疾病缺勤等情况的发生（斯特赖克 等，2013）。根据拓宽和构建理论，锻炼后的积极情绪可以拓宽个人的思想范围和行动范围，并使个人资源得以建立。正念训练可能也有类似的作用（范伯克尔 等，2014）。同样，促进健康的干预措施在工作投入方面显示出好坏参半的结果。有些研究没有显示出健康促进干预对工作投入的影响（亨格尔 等，2012；范伯克尔 等，2014），而有些研究则发现健康促进干预对工作投入及其活力维度有显著的影响（斯特赖克 等，2013）。

5. 干预效果评估

虽然当前出现的各种干预措施可能都有利于增加工作投入，但实际而言，不同的干预类型可能会影响干预效果。最近，倦怠相关领域的一项元分析发现，认知行为技术在减少疲惫（倦怠的一个维度）方面比其他类型的干预更有效（马里库托乌 等，2016）。同时，另一项综述也发现，不同类型的干预措施在减少压力的有效性上存在显著差异，认知行为程序显示出最佳的效果（理查森、罗斯坦，2008）。奈特等（Knight et al., 2016）探讨了两个问题：一是工作投入干预有效吗？二是干预类型与干预效果有关吗？通过对 20 项研究的分析发现，干预对工作投入及其活力、奉献和专注三个维度的影响程度虽小，但影响效果较好。

根据工作要求-资源（JD-R）模型，增加工作环境中的资源、强化幸福感的干预措施都可以促进员工的工作投入。而这种促进关系在许多国家和地区的组织环境中、行业和参与者特征中都有所体现，这表明工作投入干预具有普遍性，适用于全国大多数的组织。此外，调节因子分析没有发现干预类型对工作投入干预效果的显著影响，这意味着不能拒绝干预类型之间没有差异的零假设，且干预成功与否不受干预重点的影响。作者认为，工作投入的干预研究异质性很高，实施的效果各不相同，研究人员只有保持与组织的密切合作，切实设计出适合个人环境和工作环境的干预措施，并对干预措施进行有效评估，才能真正地发挥干预的效果，促进员工工作投入。

虽然国外关于工作投入的研究非常丰富，但国内对工作投入的相关研究还处于起步阶段（白玉苓、张慧慧，2014）。研究发现，工作要求（角色压力）、工作资源（组织公平、组织支持感）、员工对组织的承诺（李金波 等，2006；张姝玥 等，2007）以及组织沟通（王宁 等，2014）等因素会对工作投入产生影响。工作投入可以使员工远离工作倦怠（徐长江、时勘，

2003）。诸多研究结果显示，工作投入对个体和组织在心理、行为及绩效等方面都能产生诸多有利影响，并促成积极的结果（曹威麟 等，2013）。目前，工作投入的研究涉及教育业、建筑业、运输业、电子通信业、医疗业及商业等领域的工作人员（白玉苓、张慧慧，2014），但对养老护理人员工作投入的研究较少。实证研究表明，影响工作投入的因素除了人口统计学变量和个性特征以外，还有一个非常重要的因素就是工作特征（白玉苓、张慧慧，2014）。

第二节　工作特征

工作特征（job characteristics）是指工作本身以及与工作有关的各种属性或因素，它包含工作本身的性质、工作所需的技能、工作所处的环境、工作所得的工资福利和工作安全性、工作自主性、工作挑战性、工作反馈、工作中的人际关系、工作中学习与发展的机会，以及工作所得的内部报酬（如满足、成就、荣誉、自我实现）等（海滨、泰伯，1975）。针对工作特征这一主题，学者们提出了若干颇具影响力的模型。

一、工作特征模型

哈克曼和奥尔德姆（Hackman & Oldham，1975）提出了工作特征模型（job characteristics model，JC 模型），认为核心工作特征包括以下五项内容：技能多样性、工作完整性、工作重要性、工作自主性和工作反馈性，该理论是最为经典的工作特征理论之一。

二、要求-控制模型

卡拉塞克（Karasek，1979）提出了要求-控制模型（demand-control model，DC模型），认为有两种工作特征会影响个体的职业心理健康：一是"工作要求"，即个体感知到的工作压力源、工作要求，工作要求越高，其感知到的工作压力就越大；二是"工作控制"，即个体感知到的控制自身工作和技能运用的水平以及个体对工作的控制力，控制力越强，其感知到的工作压力越小。要求-控制模型认为，工作压力是由高工作要求（尤其是工作超载和时间压力）和低工作控制（工作个体在工作日对其任务和行为的潜在控制）的结合引起的。因此，要求-控制模型的一个前提是让能够自己决定如何满足工作要求的员工不会经历工作压力（如与工作相关的焦虑和健康问题以及疲惫和不满等感受）。确实有经验证据表明，高工作要求和低工作控制的结合是心理紧张和心理疾病的一个重要前因。在过去几十年里，要求-控制模型主导了关于工作压力和健康的实证研究，在职业工作压力领域得到了广泛应用。

三、要求-控制-支持模型

在要求-控制（DC）模型的基础上，约翰逊和霍尔（Johnson & Hall，1988）将社会支持作为第三个维度纳入模型，发展出要求-控制-支持模型（demand-control-social support model，DCS模型）。该模型认为，工作要求、工作控制和社会支持都是影响个体职业心理健康的主要工作特征，高工作要求、低工作控制和低社会支持是工作压力的主要来源。

尽管工作特征（JC）模型、要求-控制（DC）模型和要求-控制-支持（DCS）模型在研究工作特征上做出了巨大贡献，但它们仍存在若干不足。正如杰克逊等（Jackson et al.，1993）所言，工作特征（JC）模型忽略了许多重要的工作特征；而要求－控制（DC）模型和要求－控制－支持（DCS）模型也忽视了工作要求和工作资源的多维度性质（巴克、德梅鲁蒂，2007）。具体而言，工作特征（JC）模型的五个核心维度均是工作特征的积极方面，而要求－控制（DC）模型和要求－控制－支持（DCS）模型则对工作要求和工作资源的细化不足。同时，这些模型试图说明的均是具有跨行业普适性的工作特征，忽视了具有职业特异性的工作特征。

第三节　工作要求－资源模型

德梅鲁蒂等（Demerouti et al.，2001）提出的工作要求－资源模型（job demands-resources model，JD-R 模型）弥补了上述不足，并因其具有的包容性和概括性得到了广泛认可。按照德梅鲁蒂等（Demerouti et al.，2001）的观点，任何职业的工作特征都可以分为工作要求特征和工作资源两个方面。工作要求－资源（JD-R）模型同时包含了工作特征的积极方面和消极方面，以便人们能够更加具体、全面地了解工作特征（伍新春 等，2014）。通过与要求－控制（DC）模型和要求－控制－支持（DCS）模型进行对比，我们可以发现，工作要求－资源（JD-R）模型侧重于关注工作特征中不同变量的作用（吴亮 等，2010），为研究者深入探讨某一具体职业的工作特征提供了良好的结构框架和坚实的理论基础（伍新春 等，2014）。

一、工作要求－资源模型的内涵

1. 工作要求－资源模型的定义

工作要求－资源（JD-R）模型由德梅鲁蒂等（Demerouti et

al., 2001）提出。工作要求-资源（JD-R）模型的核心假设是尽管每个职业都可能存在与工作压力相关的特定风险因素，但这些因素都可以被分为两大类，即工作要求（job demands）和工作资源（job resources），从而构成一个可以应用于各种职业环境的总体模型，而不考虑所涉及的特定工作要求和工作资源。工作要求是指工作中涉及的生理、心理、社会或组织方面的要求，这些要求需要持续不断的身体或心理上的努力或技能，并与特定的生理或心理消耗相关，如高工作压力、不利的工作环境以及与客户的情感互动等。虽然工作要求并不一定是消极的，但当员工为了达到这些要求而需要付出巨大且难以充分恢复的努力时，工作要求可能会变成工作压力源。工作资源是指工作中那些有助于实现工作目标、减少工作要求、降低相关生理和心理成本，能够刺激个人成长、学习和发展的生理、心理及社会或组织等资源。工作资源是处理工作要求所必需的条件，其重要性不可替代。这与哈克汉姆和奥尔德姆（Hackham & Oldham, 1980）的工作特征理论相一致，该理论强调，工作资源在任务层面的激励作用，包括自主性、反馈和任务意义。同时，这也与资源保存理论（霍布福尔，2001）相一致，该理论认为，人类的主要动机是对资源的维护和积累，因此，资源的价值在于其本身。工作资源可能位于整个组织层面（如薪酬、职业机会、工作保障），也可能位于任务层面（如技能多样性、任务认同、任务重要性、自主性、绩效反馈），可能是人际关系和社会关系（如主管和同事的支持、团队氛围），也可能是工作组织（如角色清晰、决策参与）。

2. 工作要求-资源模型的双流程

工作要求-资源（JD-R）模型的第二个前提是两种不同的潜在心理过程在工作压力和动机的发展中发挥作用（具体见图 2-1）。工作要求和工作资源这两类工作特征呈现出两个相对独立的心理过程：一个是健康损耗过程，需要持续努力才能达到的高工作要求可能会耗尽员工的资源，产生职业倦怠和健康问题；另一个是动机过程，工作资源的可用性带来组织承诺和工作投入（绍费利、巴克，2004）。

在第一个健康损耗的过程中，设计不良的工作或长期的工作要求（如工作负荷、情绪要求）会耗尽员工的精神资源和身体资源，因此可能导致精力耗尽（疲惫状态）等不健康问题。霍奇（Hockey，1993）认为，个体会在环境要求的影响下使用绩效保护策略。表现保护是通过调动交感神经（自主神经和内分泌神经）激活或增加主观努力（在信息处理中使用主动控制）来实现的。因此，激活或努力越大，个人的生理成本就越大。根据这一理论，尽管使用这种策略很难证明工作绩效的明显下降，但可以确定几种不同的间接下降模式，这些被称为补偿成本（激活或主观努力的增加）、策略调整（注意力缩小、选择性增加、任务要求的重新定义）和疲劳后效（风险选择、高水平的主观疲劳）。这种补偿性策略的长期影响可能会耗尽一个人的精力，最终导致其崩溃。

工作要求-资源（JD-R）模型提出的第二个过程，其本质是激励。该过程假设工作资源具有激励性潜能，并促成高工作投入、低愤世嫉俗和优秀绩效。从定义来看，工作资源可以起到内在的激励作用，因为它们可以促进员工的成长、学习和发展，也可以起到外在的激励作用，因为它们有助于实现工作目标。在前一种情况下，工作资源满足人类的基本需求，如自主性、能力和亲缘性需求等。例如，适当的反馈有利于促进学习，从而增强工作能力；而决策参与和社会支持分别满足了自主和归属的需求。工作资源也可能起到外部激励的作用，因为根据努力-恢复模型，提供许多资源的工作环境会培养一个人将自己的努力和能力奉献给工作任务的意愿。在这种情况下，任务很可能会顺利完成，工作目标也会如愿达到。例如，同事的支持和上级的适当反馈会增加成功实现工作目标的可能性。在这两种情况下，无论是通过基本需求的满足还是通过工作目标的实现，工作资源的存在都会促成工作投入，而工作资源的缺失则会引起对工作玩世不恭的态度。

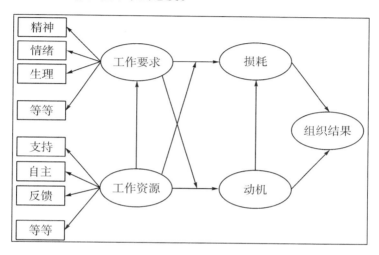

图 2-1　工作要求-资源模型

3. 工作要求和工作资源之间的互动

除了工作要求和工作资源的主要作用外，工作要求-资源（JD-R）模型提出工作要求和工作资源之间的交互作用对工作紧张和工作动机的发展也很重要。更具体地说，工作资源可以缓冲工作要求对工作压力的影响，包括工作倦怠。这一假设与要求-控制模型一致，但对该模型进行了拓展，认为几种不同的资源可以对几种不同的工作要求起到缓冲作用。哪些工作要求和工作资源在一个特定的组织中发挥作用取决于具体的工作特征。因此，要求-控制（DC-M）模型认为，对任务执行的控制

（自主权）可以缓冲工作负荷对工作压力的影响，而工作要求-资源（JD-R）模型拓展了这一观点，认为不同类型的工作要求和工作资源可能在预测工作压力方面相互作用。这一命题与迪纳和藤田（Diener & Fujita，1995）的研究结果一致，即存在许多潜在的资源，这些资源可以促进某一特定目标/需求的实现，这意味着不同的目标/需求可能会受到几种资源的影响。

　　缓冲假说也与卡恩和比奥塞里（Kahn & Byosserie，1992）的研究结果一致，他们认为，缓冲或相互作用效应可以发生在应力-应变序列中的任何一对变量之间。他们声称，工作环境的特性及个人特征可以缓冲压力的影响。缓冲变量可以降低组织属性产生特定压力源的倾向，改变这些压力源引发的感知和认知，调节评估过程后的反应可以减少这些反应对健康的损害。社会支持可能是最广为人知的情境变量，被认为是工作压力的潜在缓冲。工作情境中其他可以作为调节变量的特征有：压力源的发生在多大程度上是可预测的（如角色清晰和绩效反馈）、压力源存在的原因可被理解的程度（如通过主管提供的信息）、压力源的哪些方面是需要他人控制的（如自主性）。不同的工作资源可以作为缓冲的原因是不同的。例如，与上司的高质量关系可能会减轻工作要求（如工作负荷、情感和生理要求）对工作压力的影响，因为领导的赞赏和支持会使其从另一个角度看待要求。领导的赞赏和支持也可以帮助员工应对工作要求，促进绩效，并作为抵御疾病的保护者。相比之下，工作自主性对员工的健康和福祉可能是至关重要的，因为有更大的自主权与更多的机会来应对压力。社会支持是一种直接的资源，因为它在实现工作目标方面发挥作用。因此，来自同事的工具性支持可以帮助其及时完成工作，可能减轻工作负荷对压力的影响。此外，压力缓冲假说指出，社会支持保护员工免受压力经历的疾病后果。建设性的反馈不仅可以帮助员工更有效地完成工作，而且还可以改善主管和员工之间的沟通。当以一种建设性的方式提供具体和准确的信息时，员工和主管都可以改善或改变他们的表现。对员工的良好表现进行评估有助于保持他们的积极性，并激励他们继续朝着这个方向前进。此外，当员工需要提高绩效时，积极沟通有助于避免工作问题的发生。

工作要求-资源（JD-R）模型的最后一个主张是：工作要求越高，工作资源对动机或工作投入的影响越显著。根据资源保存理论，人们寻求获得、保留和保护他们珍视的东西，如物质资源、社会资源、精力资源等。该理论提出，个体经历的压力可以理解为与潜在或实际的资源损失有关。更具体地说，该理论认为，个人必须带来资源，才能减少资源的损失。拥有更多资源的个人不太容易受到资源损失的影响，而那些没有获得强大资源池的个人则可能会经历更多的损失（损失螺旋）。强大的资源池使得个人更有可能寻求机会以获取资源来增加资源收益（收益螺旋）；反过来，资源获得本身只会产生适度的影响，但在资源损失的背景下，资源获得就会变得显著。这意味着工作资源具备激励的潜质，尤其是当员工面临高工作要求时，这种影响关系更为显著。

工作要求-资源（JD-R）模型是一个试图整合两种相对独立的研究传统（压力研究传统和动机研究传统）的理论框架。根据工作要求-资源（JD-R）模型，工作要求是健康损害过程的发起者，工作资源是激励过程的发起者。此外，该模型指明了工作要求和工作资源应如何相互作用，并一起促成重要的组织结果。先前的研究表明，该模型的假设不仅适用于自我报告，而且也适用于客观数据。此外，研究表明，工作要求-资源（JD-R）模型还可以预测工作倦怠和工作投入的体验。

二、工作要求-资源模型的演变与发展

在过去的几十年里，许多研究表明，工作特征对员工的幸福感有深远影响（如工作压力、工作倦怠、工作投入）（巴克、德梅鲁蒂，2007）。此外，还有研究表明，高工作压力、情感要求和角色模糊等工作要求可能会导致睡眠问题以及疲惫和健康受损问题；而工作资源，如社会支持、绩效反馈和自主性，可能会激发一个动机过程，促成与工作相关的学习、工作投入和组织承诺。尽管之前的研究列出了一长串可能影响员工幸福感的因素，但理论进展有限，许多研究要么使用清单方法来预测员工的幸福感，要么依赖于两种有影响力的工作压力模型中的一种，即要求-控制模型（卡拉塞克，1979）和努力-回报失衡模型（西格里斯特，1996）。大多数关于要求-控制模型和努力-回报失衡模型的研究都局限于一组给定的、有限的预测变量，而这些预测变量可能与所有工作都不相关（巴克、德梅鲁蒂，2007）。此外，之前绝大多数的研究都集中在消极的结果变量上，包括倦怠、不健康和反复紧张（巴克、德梅鲁蒂，2007）。工作要求-资源（JD-R）模型包含了许多可能的工作条件，并关注员工福利的消极指标和积极指标，该模型可应用于广泛的职业领域，以提高员工福利和工作绩效，是职业健康领域非常重要的理论模型（巴克、德梅鲁蒂，2007）。虽然工作要求-资源（JD-R）模型被学术界广泛应用，但它并非一开始就是现在的样子，其形态经过了长期的演变和发展才得以不断修订和完善。

1. 初始形态

工作要求-资源（JD-R）模型最初关注的是工作倦怠，是被作为验证工作倦怠模型而出现的（德梅鲁蒂 等，2001）。针对当时认为工作倦怠只存在于诸如社会工作、卫生保健等公共

服务领域的观点，德梅鲁蒂等（德梅鲁蒂 等，2001）提出，工作条件可以分为工作要求和工作资源两大类，它们与特定的工作结果有不同的关联，通过工作要求-资源（JD-R）模型的验证可以进一步证明工作倦怠与职业类型无关，当工作要求高而工作资源有限时，工作倦怠就会出现，因为这种消极的工作条件会导致员工精力的消耗，并削弱员工的工作积极性。这一观点在服务业、工业和运输业这三个职业群体中都得到了验证，并首次提出了工作倦怠的工作要求-资源（JD-R）模型（具体见图2-2）。

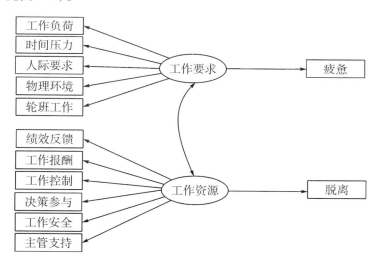

图2-2 工作要求-资源模型

德梅鲁蒂等认为，任何工作特征都可以区分为工作要求和工作资源两大类（德梅鲁蒂 等，2001）。工作要求是指工作中涉及的生理、心理、社会或组织方面的要求，这些要求需要持续不断的身体或心理上的努力或技能，并与某些生理或心理成本相关。虽然工作要求不一定是消极的，但在为了满足这些要求需要付出巨大的努力时，它们可能会变成工作压力源，因此其与引起抑郁、焦虑或倦怠等消极反应的高成本相关。工作资源是指工作中能够降低工作要求，减少相关生理成本和心理成本，对实现工作目标具有功能性，能刺激个人成长、学习和发展等生理、心理、社会或组织方面的资源。

2. 工作绩效的引入

巴克、德梅鲁蒂和韦贝克（Bakker，Demerouti & Verbeke，2004）在工作要求-资源（JD-R）模型初始形态的基础上，将绩效引入进来，利用工作要求-资源（JD-R）模型分析了工作特征（工作要求和工作资源）与工作倦怠和工作绩效的关系。研究假设工作要求（如工作压力和情感要求）是工作倦怠中疲惫成分最重要的前因，而这一前因会影响角色内绩效；相反，工作资源（如工作自主性和社会支持）能够通过影响工作倦怠中的脱离成分而成为角色外绩效中最重要的预测因子。此外，研究还假设工作资源会弱化工作要求与疲惫之间的关系，而疲惫与脱离呈正相关关系。结构方程模型分析的结果表明，工作要求通过正向影响工作倦怠里的疲惫，进而负向影响角色内绩效；工作资源通过负向影响工作倦怠里的脱离，进而负向影响角色外行为；工作要求与工作资源呈负相关关系，工作倦怠里的疲惫与脱离呈正相关关系。这一研究结果支持了工作要求-资源（JD-R）模型的说法，即工作要求和工作资源启动了两个心理过程，并最终影响组织结果（具体模型见图2-3）。

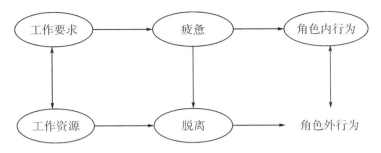

图 2-3　工作要求-资源拓展模型

3. 工作投入的引入

一直以来，工作倦怠是职业健康领域关注的热点，工作要求-资源（JD-R）模型也是因工作倦怠研究而诞生的。然而，随着积极心理学的兴起，越来越多的学者开始关注职业健康的积极面——工作投入。工作倦怠经常用来描述一种精神疲倦的状态，而工作投入被定义为一种积极的、令人满意的、与工作相关的精神状态，其特征是活力、奉献和专注。活力的特点是工作时精力充沛，心理弹性强，愿意在工作中投入努力，面对困难也坚持不懈；奉献的特点是充满意义感、热情，为工作感到自豪，觉得工作很有挑战性；专注的特点是完全集中精力，专注于自己的工作，感觉时间过得很快，很难从工作中脱离出来（绍费利、巴克，2004）。绍费利和巴克（Schaufeli & Bakker，2004）认为，从理论上讲，工作要求-资源（JD-R）模型假设了两个过程：一个是过度劳累和疲惫导致的精力损耗过程，高工作要求耗尽了员工的精力储备；另一个是激励过程，在这一过程中，资源的缺乏使得高工作要求无法得到有效处理，并导致精神上的退缩或脱离。

绍费利和巴克（Schaufeli & Bakker，2004）将工作投入引进来，拓展了德梅鲁蒂等（德梅鲁蒂 等，2001）提出的工作要求-

资源（JD-R）模型，并假设了两个心理过程：一是损耗过程，这一过程通过工作倦怠将工作要求与健康问题联系起来，当员工感知到工作要求太高且通常的工作努力无法满足时，可能会出现工作倦怠，而这种交感神经超负荷的过程可能会导致健康受损；二是动机过程，这一过程通过工作投入将工作资源与组织成果联系起来，因为工作资源既可以成为促进员工成长、学习和发展的内在激励，也可以成为实现工作目标的外在激励。但无论是基本需求的满足，还是工作目标的实现，结果都是积极的、投入的（一种令人满意的、与工作相关的积极心态），而高工作投入的员工离开公司的倾向也会较低。实证研究发现，工作倦怠完全中介工作要求和健康问题之间的关系，而关于工作投入在工作资源与离职意愿之间的中介作用的假设也得到了支持（具体模型见图2-4）。

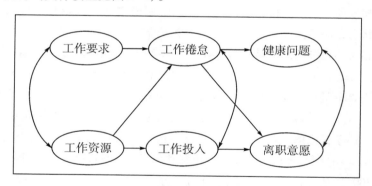

图2-4　工作要求-资源拓展模型

4. 个人资源的引入

工作要求-资源（JD-R）模型的一个重要拓展就是囊括了个人资源。受要求-控制（DC）模型等主流工作心理模型的影响，工作要求-资源（JD-R）模型将员工的幸福感归因于工作环境的特征。正因如此，工作要求-资源（JD-R）模型的研究一直局限于工作特征，结果导致员工个人资源的作用一直被忽视，而这可能是他们适应工作环境的重要决定因素。据此，桑托普卢等（Xanthopoilou et al.，2007）基于资源保存理论，将自我效能感、组织自尊和乐观三种个人资源引入工作要求-资源（JD-R）模型，探讨了个人资源在工作要求-资源（JD-R）模型中的作用，有效拓展了工作要求-资源（JD-R）模型（具体见图2-5）。

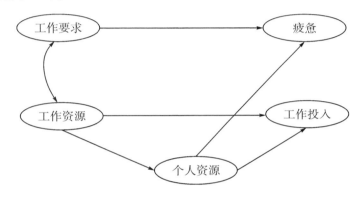

图2-5　工作要求-资源拓展模型

个人资源是自我的各个方面，通常是指个体对自己成功控制和影响环境的能力的感觉（霍布福尔 等，2003）。先前的研究表明，个人资源不仅与压力恢复能力相关，而且对身体和情绪健康也有积极的影响。虽然人们对环境的感知和适应是可变的，是取决于他们的个人资源水平的，但是这些资源水平是由环境因素培养的。换句话说，在环境因素和组织结果的关系中，个人资源可能扮演调节和中介的作用，甚至可能决定人们理解环境、形成环境和对环境做出反应的方式。结构方程模型分析的结果显示，个人资源无法抵消工作要求与疲惫之间的关系，但在工作资源和工作投入之间起中介作用，这表明工作资源促进个人资源的发展。此外，桑托普卢等（Xanthopoilou et al., 2009）的纵向研究表明，随着时间的推移，个人资源与工作资源和工作投入是互惠的。因此，工作资源预示个人资源和工作投入，个人资源和工作投入反过来也预示着工作资源。由此可见，个人资源在工作要求－资源（JD-R）模型中发挥着重要作用，结合工作要求和工作资源，有助于解释疲惫和工作投入的差异。

后来，学者们开始关注工作投入及更为广泛的身心健康指标，如幸福感、工作满意度等。此外，一系列组织层面的结果变量也被工作要求－资源（JD-R）模型所关注，如离职率、组织承诺、工作绩效等（巴克、德梅鲁蒂，2007）。基于工作要求－资源（JD-R）模型的研究发现，在高工作要求下，工作资源对工作投入的影响会更大（巴克、德梅鲁蒂，2007；哈卡宁 等，2005）。

三、工作要求－资源模型的测量

在工作要求－资源（JD-R）模型的测量方面，在德梅鲁蒂等（德梅鲁蒂 等，2001）编制的问卷中，工作要求包括工作负荷、时间压力、人际要求、工作轮班、工作物理环境5个维度8个题项，工作资源包括绩效反馈、薪酬、工作控制、决策参与、工作安全、主管支持6个维度11个题项，问卷采取从1"完全不同意"到4"完全同意"的李克特4点评分法。李爱梅等（李爱梅 等，2015）从德梅鲁蒂等编制的问卷中选取题项对工作要求和工作资源进行测量，其中工作要求包含体能要求、心理要求、时间要求与技能要求4个维度11个题项，如"我的工作很耗费体力"；工作资源包含决策自主、工资报酬、绩效反馈、上司支持、同事支持与工作安全6个维度15个题项，如"工作中我能自由决定该干什么"，问卷采用从1"非常不同意"

到6"非常同意"的李克特6点评分法。白玉苓和张慧慧（白玉苓、张慧慧，2014）在JD-R模型理论框架下，工作要求选取了工作负荷、工作-家庭冲突、自身素质3个维度，工作资源选取了工作自主性、社会支持、绩效反馈和职业发展4个维度，共计26个题项，以服装企业研发人员这一职业群体为研究对象，探讨了工作要求和工作资源对服装企业研发人员工作投入的影响。由此可见，目前工作要求-资源（JD-R）模型的测量主要是根据研究需要从选取的特定工作要求和工作资源要素进行整合测量，这也正是工作要求-资源（JD-R）模型的灵活之处，学者们可以根据自己的研究需要对该模型的测量进行灵活运用。

四、工作要求-资源模型的验证

随着工作要求-资源（JD-R）模型的不断发展和完善，绍费利和塔里斯（Schaufeli & Taris，2014）对工作要求-资源（JD-R）模型研究所涉及的工作要求、工作资源、个人资源、积极结果和消极结果等相关变量进行了总结归纳（具体内容见表2-5）。

表2-5 工作要求-资源模型的验证变量

类别	变量
工作要求	认知要求、复杂性、电脑问题、要求与患者接触、裁员、情感要求、情感失调、人际冲突、工作不安全感、家庭到工作的负面溢出、病人的骚扰、身体要求、问题的计划、学生的不良行为、定性的工作负荷、重组、报酬、责任、风险和危害、角色模糊、角色冲突、性骚扰、时间压力、不利轮班工作、不利工作条件、工作压力、工作-家庭冲突、工作负荷

表2-5(续)

类别	变量
工作资源	进步、理解、自治、技艺、财务奖励、目标清晰、信息、创新氛围、工作挑战、知识、领导、职业发展机会、决策参与、家庭到工作的积极溢出、职业自豪感、程序公平、积极的病人接触、与主管的关系质量、安全氛围、违反常规安全、社会氛围、同事支持、主管支持、技能利用、战略规划、监督指导、任务多样性、团队凝聚力、团队和谐、管理信任
个人资源	情绪和心理能力、外向性、希望、内在动机、低神经质、需求满足、乐观、基于组织的自尊、监管重点、恢复力、自我效能、价值取向
消极结果	旷工、事故和伤害、不良事件、沮丧、继续的决心、不安全行为、消极的工作-家庭干预、身体不适、身心健康抱怨、心理压力、离职意向
积极结果	角色外绩效、创新性、角色内绩效、生活满意度、组织承诺、感知健康、积极的工作-家庭干预、服务质量、团队销售绩效、可操作性、幸福

资料来源：SCHAUFELI W B, TARIS T W. A critical review of the job demands-resources model：implications for improving work and health ［J］. Bridging Occupational，Organizational and Public Health，2014：43-68.

五、工作要求-资源模型的研究展望

为了更好地促进工作要求-资源（JD-R）模型的发展与应用，德梅鲁蒂和巴克分析了工作要求-资源（JD-R）模型在未来研究中可能会面临的挑战，以供后续研究参考和借鉴。

1. 个人资源

工作要求-资源（JD-R）模型的一个重要拓展是囊括了个人资源。桑托普卢等（Xanthopoilou et al.，2007）研究了三种个人资源，即自我效能感、基于组织的自尊和乐观、在预测疲劳和工作投入方面的作用。结构方程模型分析的结果显示，个人

资源无法削弱工作要求与疲惫之间的关系。相反，个人资源在工作资源与工作投入之间起中介作用，这表明工作资源促进了个人资源的发展。此外，桑托普卢等（Xanthopoilou et al., 2009）的纵向研究表明，随着时间的推移，个人资源与工作资源和工作投入是互惠的。因此，工作资源可预测个人资源和工作投入，而个人资源和工作投入反过来也可预测工作资源。虽然确实有证据表明，在工作要求-资源（JD-R）模型中，个人资源可以概念化为中介变量或结果变量，但预计在将工作环境的影响调整为积极或消极结果方面，个人资源可能扮演着更为复杂的角色。如果回到压力的研究，拉撒路和福克曼（Lazarus & Folkman, 1984）认为，当人们认为自己缺乏处理困难事件的资源时，他们就会有压力感；此外，在个人与环境的复杂互动过程中，认知过程和个人特征（如评估和应对）起到了重要作用，甚至会影响潜在压力事件的最终结果。里奥利和萨维奇（Riolli & Savicki, 2003）的研究也证实了这一观点，他们认为，信息服务工作者的个人资源（如乐观主义），在工作资源较低时尤为有益。而其他研究人员也已经认识到可能影响压力的其他因素，如人格维度。艾维等（Avey et al., 2009）认为，心理资本（自我效能、希望、乐观和弹性等个人资源）可能是更好地理解压力感知症状、辞职意愿和求职行为变化的关键。因此，未来的研究应该侧重于探索个人资源与工作环境之间复杂的相互作用是否可能是工作要求、工作资源和个人资源的三方互动，从而使个人资源成为工作要求和工作资源双向互动的条件。德梅鲁蒂和巴克（Demerouti & Bakker, 2011）认为，员工如果面对高工作要求时，伴随的是低工作资源和低个人资源（如自我效能和乐观主义），那么可能会更容易倦怠；但如果面对高工作要求时，伴随的是高工作资源和高个人资源（如恢复力和希望），那么可能就会特别投入工作，且精力充沛。

2. 挑战性和阻碍性工作要求

工作要求被定义为需要付出努力的工作，因此与成本相关。虽然这一定义并不意味着工作要求一定是不好的，但在工作要求-资源（JD-R）模型中，工作要求的主要作用体现在健康损害过程中。勒平等（Lepine et al., 2005）以及波德萨科夫等（Podsakoff et al., 2007）对挑战性压力源和阻碍性压力源进行了区分。阻碍性压力源被定义为工作要求或工作环境中包含过多或不受欢迎的约束，或干扰、抑制个人实现有价值目标的能力（卡瓦诺 等，2007）。这个描述与工作要求-资源（JD-R）模型中工作要求的定义非常相似。阻碍性工作要求包括角色冲突、角色过载和角色模糊，这些工作压力源被认为是"不好的"。而关于挑战性压力源，当它可能促进员工的个人成长和成就时（卡瓦诺 等，2007），就与工作要求-资源（JD-R）模型中对工作资源的定义高度相似。挑战性压力源包括高水平的工作量等，代表了工作要求-资源（JD-R）模型中工作要求的例子。这些要求有可能被视为有益的工作经验，因此被认为是"好的"压力源。挑战性工作要求和阻碍性工作要求的区分是否有效，目前尚无充分的证据表明，而这两种工作要求的区分是否适用于每一种工作也尚不清楚。例如，高认知负荷可能是一个学术性工作的诱因，但对设计师却是一个高要求。因此，需要更多的研究来明确具体要求在工作要求-资源（JD-R）模型中的作用。要回答这个问题，似乎有必要调查不同工作使用不同的测量方法来满足不同工作要求和不同工作资源的测量点。

3. 工作要求-资源模型中的集成多层结构

学者们逐渐认识到，组织是由不同的结构、功能或层次组成的复杂结构。因此，组织研究人员概念化几个在多个层次分析中有意义的多层次结构也就并不奇怪了。例如，林兹利等（Lindsley et al., 1995）在个人、团体和组织层面概念化了功效信念，并假设功效信念和绩效在不同层次之间以类似的方式呈相关关系。其他的多级构念包括情感和创造力。进行这样的多层次结构整合，有利于分析组织现象的复杂性，进而开发更复杂的理论模型。虽然工作要求－资源（JD－R）模型的研究仅限于个人层面，但也有一些尝试整合其他层面的分析。德梅鲁蒂等（Demerouti et al.，2001）在个人层面上使用自我报告数据来检验模型的假设，在工作功能层面上分析了工作要求和工作资源的观察员评分，在群体层面上分析了倦怠平均得分，以此来进行研究，研究结果在个人和群体层面都发现了类似的关系。此外，个人在工作要求、工作资源及其结果上的得分已被用于预测团队的离职率，如实际离职率（巴克 等，2008）和日常团队财务人员离职率（桑托普卢 等，2009）。多拉尔德和巴克（Dollard & Bakker，2010）构建了一个工作场所社会心理安全氛围（PSC）模型，以解释工作要求和工作资源、工作心理健康和员工工作投入的起源问题。工作场所社会心理安全氛围（PSC）是指保护工人心理健康和安全的政策、行为和程序。组织层面，工作场所社会心理安全氛围（PSC）通过与个体工作要求（工作压力和情绪要求）的关系来预测个体心理健康问题（心理困扰、情绪耗竭）的变化，并调节情绪要求和情绪耗竭之间的关系。德梅鲁蒂和巴克（Demerouti & Bakker，2011）赞赏这种尝试，并鼓励研究人员使用工作要求－资源（JD－R）模型进行多个层次的整合研究。这不仅可以通过整合模型中另一个层次的预测因子或结果来实现，还可以通过观察构念是否在各个层次的分析（同构变量）中保持其意义来实现。例如，支持型的团队氛围，在个人层面可能是一种明确的资源，但在团队层面就可能是一种限制个人自由的因素。因此，同一个构念在不同的分析层次上也可能会有不同的功能。从理论角度来看，多层次结构有利于我们更好地理解组织中的心理现象；从实际角度来看，通过多层次方法收集的知识有利于更好地指导制定更有效的干预措施。

4. 日记研究

在横断面和纵向调查研究中进行的人与人之间的差异测试是重要的，因为它突出表现了员工对工作、幸福具有的不同反应以及产生这种不同反应的原因。这也许可以解释为什么工作繁忙的员工有时会有"休息日"，而筋疲力尽的员工也可能会在某些日子感到满足。日记研究使我们能够检查除了一般的预测因素（如工作要求-资源模型中指定的稳定资源）以外更接近的结果预测因素，如工作投入或疲惫。因此，这种方法有望回答一些问题。例如，人们什么时候会感到忙碌或疲惫？是否有特定的情景特征必须在特定的一天中呈现，这样才能让人感到投入或疲惫？在不稳定的组织环境中营造支持且积极状态的环境至关重要。辛布拉（Simbula，2010）进行了一项日记研究，以测试工作要求-资源（JD-R）模型在动机性和健康损害过程方面的动态性质。具体而言，这项研究检查了同事支持、日常波动（典型的工作资源）和工作-家庭冲突的日常波动（典型的工作要求）是否分别通过工作投入和疲惫预测了工作满意度和心理健康的日常水平。研究结果与工作要求-资源（JD-R）模型的假设一致，即员工日常的工作投入水平在二者关系中起到了调节作用，在控制了工作投入的一般水平和结果变量后，同事的日常支持对员工的日常工作满意度和日常心理健康都具有显著影响。此外，日常工作-家庭冲突、日常工作满意度和日常心理健康之间的关系在日常工作-家庭冲突和日常工作满意度之间起中介作用。该研究证实了工作要求-资源（JD-R）模型的假设也适用于一天的水平。然而，其他日记研究的发现与使用人与人之间的方法进行的研究并不完全重叠。尽管工作要求很少被认为是状态型工作投入的潜在预测因素，但巴克等

（Bakker et al.，2010）的日记研究发现，在员工感觉精力恢复的日子里，日级工作量与状态型工作投入呈正相关关系，这表明工作量是一种挑战、压力或要求。这也意味着，尽管工作要求-资源（JD-R）模型的假设可能适用于长期和日常水平，但具体要求的作用可能不同，这取决于我们是从短期视角还是长期视角来看待它。具体来说，从短期视角而言，日常工作要求可能会促进工作投入等积极状态；然而，从长远视角而言，日常工作要求可能就是消极的。因此，我们未来的研究就需要在工作要求-资源（JD-R）模型的背景下，尽力澄清近端和远端的这种影响差异。

5. 将工作要求-资源模型与客观健康指标联系起来

在工作要求-资源（JD-R）模型的背景下，研究人员的研究重点一直都是人际、态度和组织后果。然而，在过去十年中，越来越多的证据表明，倦怠等结果也会对健康产生负面影响。以往关于这一主题的综述主要集中在倦怠和精神健康风险方面。梅兰等（Meland et al.，2006）在综述中提供了大量的证据，以表明职业倦怠也可能对身体健康产生危害。具体来说，他们提供的证据表明，即使在调整了潜在的混杂变量后，与倦怠相关的相对风险也等于（有时甚至超过了）经典风险因素所赋予的风险，如年龄、身体质量指数、吸烟、血压和血脂水平。梅兰等（Meland et al.，2006）研究综述中支持倦怠与不良健康之间的潜在机制，包括代谢综合征、下丘脑-垂体-肾上腺轴失调以及交感神经系统激活、睡眠障碍、全身性炎症、免疫功能受损和不良健康行为。最近的研究表明，职业倦怠还与未来因精神疾病或心血管疾病而住院的风险增加有关。其他研究报告称，积极情感的缺乏可以预测老年人的死亡率和残疾的发展。两套机制在理论上可以调节情感状态和身体健康之间的关系。首先，积极的幸福感可能与良好的生活习惯和健康的生活方式有关，如吸烟量与心理困扰程度呈正相关关系，而抑郁和焦虑程度与休闲体育活动量呈负相关关系。其次，心理社会因素可能通过中枢神经系统的自主、神经内分泌、炎症和免疫反应的激活来刺激生物系统。例如，抑郁症与 C 反应蛋白和炎症细胞因子水平的增加有关，应激时去甲肾上腺素反应延长，接种疫苗后免疫反应不足。同样，斯特普托等（Steptoe et al., 2005）发现，积极情绪与皮质醇输出和全天心率呈负相关。综上所述，有证据表明，工作要求和资源的情感结果可能与几种生物系统的功能有关，进而可能与身体疾病的发展风险有关。未来研究的挑战不仅在于检验工作要求-资源（JD-R）模型的情感结果与身体健康之间的关系，还在于整合工作要求和资源在这一过程中的作用。

6. 测量问题

关于工作要求-资源（JD-R）模型进一步发展的另一个重要问题是模型的不同组件应该如何运作，即是否必须制订一本包括各种要求、资源、健康、动机等指标和结果的要求-资源文书，或者使用不同的方法来检测模型。第一种选择将提供一种普遍适用的工具，包括不同的组成部分。研究人员可以根据工作的重点，在每个具体的研究中选择测量的维度，如研究农民可以选择体力要求的维度，而研究教师则可以选择精神要求的维度。除了高适用性之外，这种工具的优点是它便于比较不同工作职能和组织之间的平均得分。因为工作要求-资源（JD-R）模型的优点是可以测量不同的维度，所以在使用这一工具测量工作要求和工作资源时，该模型的灵活性比其他通用工具要强。此外，当使用不同的测量工具来确认模型假设时，强调了模型的有效性。随着该模型的日益普及，未来的研究人员和从业者将会更加频繁地面临这种困境，而答案可能介于两者之间，即两种选择的结合。

六、工作要求-资源模型研究述评

通过对工作要求-资源（JD-R）模型的分析可见，工作要求-资源（JD-R）模型具有非常强的包容性和灵活性，它包括了几乎所有潜在的工作要求和工作资源，也适用于任何职业情景和工作环境，是目前分析工作特征最具影响力的理论模型（绍费利和塔里斯，2014）。随着工作要求-资源（JD-R）模型的不断发展和完善，绍费利和塔里斯（Schaufeli & Taris，2014）总结归纳了包括工作负荷、工作压力、技能要求、工作环境、情感要求等在内的 30 种工作要求，包括工资福利、发展机会、社会地位、工作安全、主管支持等在内的 31 种工作资源，大大丰富了工作特征的内容。工作要求-资源（JD-R）模型是一个开放的启发式模型，而不是一个包含定义好的特定工作要求和工作资源的固定模型（绍费利、塔里斯，2014）。因此，工作要求-资源（JD-R）模型同样适用于养老护理人员这一职业领域工作特征的研究。

工作要求-资源（JD-R）模型下的工作特征具有较大的职业特异性，未来的研究需深入探讨不同职业中起关键作用的工作特征（工作要求与工作资源），研究者应更加具体地去考虑某一特定职业中的关键工作特征，这将有助于我们加深对特定职业的压力及资源的了解（吴亮 等，2010）。虽然有学者针对特定职业群体从不同的维度探讨了工作要求和工作资源对工作投入的影响，但国内对工作投入的相关研究还处于起步阶段（白玉苓、张慧慧，2014），以工作要求-资源（JD-R）模型为基础，探索和发现不同职业中起关键作用的工作要求和工作资源的研究还不多（吴亮 等，2010）。以养老护理人员为研究对象，从工作要求-资源（JD-R）模型的视角探讨工作要求和工作资源对养老护理人员工作投入的影响方面的研究更是少见，值得探讨。

第四节　养老护理人员

中华人民共和国人力资源和社会保障部，以及中华人民共和国民政部制定的《养老护理员国家职业技能标准（2019年版）》中将养老护理员定义为：从事老年人生活照料、护理服务工作的人员。该标准将养老护理员这一职业分为初级（五级）、中级（四级）、高级（三级）、技师（二级）和高级技师（一级）五个等级，并对每个等级的职业功能、工作内容、技能要求以及相关知识要求做出了具体要求。此外，该标准还界定了相关的职业能力特征。例如，身体健康，人格健全，有爱心、耐心和责任心；具有一定的学习、理解、分析、判断和计算能力；具有较强的语言表达能力与沟通能力；具有较强的空间感和形体知觉能力；视觉、听觉正常；四肢灵活，动作协调等。一般来说，养老护理员主要分布于长住性养老机构、居家养老机构、老年护理机构等养老服务机构中（陈晓丽，2019）。养老护理员是保证养老机构正常运行和入住老人得到高质量服务的关键因素（施耐德 等，1998），因此备受关注。

一、养老护理人员的特征

（一）人员特征

养老护理人员的人员特征主要体现在以下六个方面：①主要为农村进城务工人员（马跃如 等，2021；付彪，2020；王天鑫、韩俊江，2018；袁群 等，2015；盛见，2018）。②年龄偏大，一般在40~60岁（黄菲 等，2012；郭忠莹 等，2017；马跃如 等，2021）。③以女性为主（付彪，2020；张伯伦 等，2018；孟娣娟 等，2019；马跃如 等，2021），国际劳工组织指出，全世界超过三分之二的护理人员都是女性（菲特塞拉 等，2019）。④学历层次较低（张元 等，2011；黄菲 等，2012；郭忠莹 等，2017；马跃如 等，2021），大部分养老护理人员仅具有初中及以下学历（王天鑫、韩俊江，2018；胡芳肖 等，2018）。⑤专业技能水平较低（付彪，2020；田义华 等，2013），在岗人员持证率较低（王天鑫、韩俊江，2018；盛见，2018），且大都缺乏职业培训（张伯伦 等，2018）。⑥心理健康水平较低（岳月 等，2016），养老护理人员是心理亚健康的高发群体（袁群 等，2015）。

（二）工作特征

养老护理人员的工作特征主要表现在以下八个方面：①工作压力大，所需照护的人数较多，工作任务琐碎且繁重，夜班频繁（肖佩内洛普·安，2014；拉贾莫汉 等，2019；黑泽尔霍夫，2016；邓海建，2020；黄钢，2020；袁群 等，2015）。②工作时间长，大部分养老护理人员日均工作时间约为 12 个小时（胡芳肖 等，2018；马跃如 等，2021）。③工作强度大（肖佩内洛普·安，2014；徐虹，2020；邓海建，2020；马跃如 等，2021），养老护理人员需要帮助病人挪动身体，对体力要求较高（岳月 等，2016）。④工作责任大（黄钢，2020），养老护理人员需要对陪护期间的老年人遭受意外伤害或意外走失等情况负责（袁群 等，2015）。⑤工资待遇低，缺乏相应的物质保障（菲特塞拉 等，2019；肖佩内洛普·安，2014；山田 等，2002；毕晓普 等，2008；程志明 等，2019；马跃如 等，2021；付彪，2020；徐虹，2020；黄钢，2020；黄菲 等，2012；郭忠莹 等，2017），大多数养老护理人员没有社会保险。⑥社会地位低，认可度不高，职业荣誉感不强（付彪，2020；徐虹，2020；邓海建，2020；黄钢，2020）。⑦工作环境较差，护理人员需要解决失能老人的大小便失禁等问题和失智老年人的看护问题（袁群等，2015），照护过程中可能遭遇伤害性言语或行为（斯佩克特 等，2014；张伯伦 等，2018），可能会面临性接触、性骚扰等问题（斯佩克特 等，2014；郭晶 等，2015）。⑧情绪劳动量较大（莱克 等，2018），对心理素质要求较高（张元 等，2011）。

二、养老护理人员工作投入的不足及其影响因素

1. 养老护理人员工作投入的不足

养老护理人员工作投入的不足主要表现在以下三个方面：①工作态度不佳（如相对缺乏同理心和利他主义）（布拉佐 等，2010；迪拜 等，2010；迪拜、沙纳费尔特，2011）。②人际关系紧张，甚至可能在与被照料老人的互动过程中出现不和谐问题（莱克 等，2018）。③工作失误，如药物滥用（奥雷斯科维奇 等，2012）。

2. 影响养老护理人员工作投入的因素

现有研究发现，影响养老护理人员工作投入的因素包括以下六个方面：①工作资源与个体资源是否充裕，这些资源包括社会支持、同事与主管支持（布兰科-多诺索 等，2019）、必要的工作设施（于华微，2019）、自我效能感（郑秋兰、张传来，2018；德西蒙尼 等，2018；奥甘比德斯 等，2019）、职业认同感（杨丽 等，2018；郭忠莹 等，2017；拉辛格 等，2001）、结构授权（贺春艳 等，2015）。②工作与家庭的关系能否得到平衡（郎爽 等，2019；冈田 等，2019）。③护理人员对工作的体验是否满意，包括患者对护士的暴力行为（莱克 等，2018），以及患者的恢复情况（希佩尔 等，2019）。④工作条件是否满意，包括工资水平、是否为全职雇佣、劳动强度（如工作量等）、教育和培训等职业发展条件（霍本 等，2017；于华微，2019；杨丽 等，2018；张丹英 等，2017）。⑤政府对养老院服务、费用覆盖面、提供的护理水平和类型及其设施的所有权方

基于工作要求-资源模型的养老护理人员工作投入的影响因素与提升路径研究

面的管理要求（张伯伦 等，2018）。⑥老人对护理服务的需求量（张伯伦 等，2017；埃斯塔布鲁克斯 等，2013；马文塔诺等，2016；舒斯勒 等，2015）。

三、养老护理人员工作投入的提升策略

现有文献中，对提高养老护理人员工作投入的观点主要分为以下七点：①建立养老护理的职业道德价值观，优化养老护理人员的行为和表现（丽萨 等，2019）。②提供物质保障，提高养老护理人员的工资水平（刘朝英 等，2013），为其缴纳社会保险（胡芳肖 等，2018）。③适当减轻养老护理人员的工作量，降低其劳动强度（尹亚妮、李新影，2020）。④建立健全人才培养体系。高等院校应加强培养养老护理专业的人才；养老机构应对已就业的养老护理人员进行分层职业培训（杨丽 等，2018），为其提供职业规划（王天鑫、韩俊江，2018）。⑤加强对养老护理人员的关怀，可尝试运用沃森（Watson）关怀理论（李爱夏 等，2014），及时疏解养老护理人员在工作期间的倦怠与情绪疲劳（谭玉婷 等，2017）。⑥发挥工作资源与个体资源对工作要求负面影响的缓解作用（郎爽 等，2019），如增加社会支持与组织支持（孙健敏 等，2011；张莉 等，2014）。⑦通过休息干预（施泰德 等，2017）、参与式干预（奈特 等，2017）等措施促进养老护理人员的工作投入。

四、养老护理人员研究述评

通过梳理国内外相关文献发现，学者们已经围绕养老护理人员进行了许多有益探索，但仍存在以下不足：①现有文献主要研究某一个或几个因素对养老护理人员工作投入的影响，没有对其影响因素进行系统的归纳分析。②现有文献虽然发现了某些工作方面的特征会影响养老护理人员的工作投入，但尚未

基于工作要求-资源（JD-R）模型从工作要求与工作资源两个方面对其进行全面深入的剖析。③虽然学术界对影响养老护理人员工作投入的部分因素进行了实证分析，但鲜有研究从组织伦理氛围的角度来探讨工作特征对工作投入的影响效应和影响机制。

马文·福尔萨摩指出，影响养老事业发展的关键并不在于养老院、医院、养老设备等物质资源，而在于直接服务于老年人的人力资源。由此可见，养老护理人员对养老服务业的发展至关重要。而研究发现，近二十年我国养老护理人员研究领域的热点问题集中在老年人与养老服务体系建设、养老机构服务与资源供给、人口老龄化与养老产业、养老护理人员的培训与开发等方面（丁雪萌、孙健，2019）。虽然有些国内学者以养老护理人员为研究切入点，但其落脚点仍是老年人的养老服务需求，并未切实提出有效的人员供给策略，也未从供给侧角度探讨应如何建设可持续发展的养老护理人员队伍，该领域的研究并未形成体系，仍有广阔的发展前景（丁雪萌、孙健，2019）。

在未来的研究中，我们需要关注在"护工荒"背景下，影响养老护理人员工作投入的内生因素，并结合实地调研和相关统计数据，评估中国养老护理人员工作投入的总体状况，从工作要求和工作资源的视角来研究和分析工作特征对养老护理人员工作投入的影响机制，进而提出能有效提升养老护理人员工作投入、提高养老服务质量的主要路径与对策。

本章小结

本章主要对工作投入、工作特征、工作要求-资源（JD-R）模型、养老护理人员等相关对象和领域的研究进行了文献梳理和评述，即分别对工作投入的概念、测量、前因、后效和干预，工作特征的工作特征模型、要求-控制模型、要求-控制-支持模型等关键模型，工作要求-资源（JD-R）模型的内涵、演变与发展、测量、验证与研究展望，养老护理人员的特征、工作投入不足及其影响因素、工作投入的提升策略、研究方向等问题进行了全面系统的文献梳理和评述。

第三章 理论基础

第一节 资源保存理论

压力是影响人们生活质量的主要因素，与心理健康和身体健康都密切相关。虽然学术界和公众都对压力有着浓厚的兴趣，但相关的理论研究却很少（霍布福尔，1989）。据此，霍布福尔（Hobfoll，1989）将压力概念化，提出了资源保存理论（conservation of resources theory，COR 理论），该理论一经提出就受到了学术界的广泛关注和应用，成为目前最受关注的理论之一。该理论比以往的研究方法更具直接检验性、综合性和简捷性，为今后的压力和抗压力研究提供了更广阔的研究方向。

一、资源保存理论前的压力模型

在资源保存理论模型提出之前，学术界针对压力提出了相应的理论模型。

1. 坎农-塞利（Cannon-Selye）的传统模型

模型中的"压力"一词是从物理学借用而来的。人们认为，人类在某些方面类似于金属物体，它们能够抵抗适度的外力，但在某个更大的压力点下就会失去弹性。沃尔特·坎农（Walter

Cannon，1932）可能是第一个将压力的概念应用到人类身上的学者。坎农（Cannon，1932）主要关注寒冷、缺氧和其他环境压力对生物的影响。他的结论是，生物系统虽然可以承受最初或低水平的压力，但如果经历长期或严重的压力也会崩溃。汉斯·塞利（Hans Selye，1950，1951—1956）继承了坎农（Cannon，1932）的观点，他将压力描述为一种精心策划的由生理系统操作的防御系统，该系统旨在保护身体免受环境对身体的挑战，他将其称之为一般适应综合征。具体来说，汉斯·塞利认为在警报反应、抵抗反应和疲惫反应之后，人们对外界压力源有一种共同的反应。

汉斯·塞利的观点受到了两个层面的质疑。第一，人类对压力的反应如此一致的观点可以受到大量数据的挑战。第二，汉斯·塞利被质疑使用了一些不合逻辑的演绎推理。他从结果的角度描述了压力，这样一个有机体只有在一般适应序列的某个阶段发生时才会被视为处于压力之下。这种观点排除了可以前瞻性地确定压力原因的可能性，因为我们只有在等到结果出现后才知道压力什么时候会发生。

2. 压力的刺激定义

一个不太清楚的关于压力的观点可能会通过剖析刺激的本质来描述压力，而不是反应。例如，艾略特和艾斯多弗（Elliot & Eisdorfer，1982）将注意力集中在压力源或可能导致压力的事务上，将其作为感兴趣的对象。他们排除了四种压力源：一是急性的、有时间限制的压力源，如看牙医；二是压力源序列，如离婚、丧亲或失业；三是慢性、间歇性的压力源，如学生考试、与自己不喜欢的商业伙伴会面；四是慢性压力源，如使人衰弱的疾病、长期婚姻不和或暴露于与职业有关的危险中。这种情况下的事件被认为是压力是否会导致应激反应的基础。也就是说，如果刺激通常导致情绪不安、心理困扰或身体损伤、恶化，那么该刺激被称为应急源。这一想法大致遵循了杰拉德·卡普兰（Geraid Caplan，1964）和埃里克林德曼（Eric Lindemann，1944）的重要观点，他们是最早引入心理压力观的学者之一，与塞利（Selye）提出的生理观相反。他们认为心理困扰并不一定是深层人格障碍的产物，就像心理动力学理论家认为的那样，它可能是与特别压力事件对抗的产物。特别是他们的工作集中在规范性生活危机和人们自我或社会世界的极端挑战。对丧亲过程的研究是一个经常被引用的分支，因此压力也可以被视为这种方法的产物。

艾略特和艾斯多弗（Elliot & Eisdorfer，1982）提出的应急源的规范性观点是一个很好的起点，因为它概述了那些可能导致应激反应的事件。这就限制了事件的范围，否则为了前瞻性地研究压力过程，人们就必须观察每一个案例。感知可能是压力的重要决定因素，但这些感知远非具体的，也就是说，对于什么是压力有广泛地共识。事实上，如果不是这样，怎么可能构造出有限的小刺激和麻烦、最受知觉限制的压力源？如果没有在客观意义上对关于什么是压力达成广泛共识，人们之间就很难在哪些环境事件被发现是压力这一问题上达成一致。换句话说，如果压力只是观察者眼中的东西，那么我们就回到了内在过程的心理学。如果压力源与症状是不可区分的，那么环境因素就可以从压力研究中去除。

3. 压力源事件视角的观点

另一个对压力研究者有影响的观点是既关注压力源事件的类别，也关注个体对这些事件的评估差异。这种方法不应与"仅刺激"视角或评估视角相混淆，因为它同时强调事件和个人对事件的反应。斯皮尔伯格（Spielberger，1966，1972）的研究解释了这个观点的合理性。斯皮尔伯格（Spielberger，1966，1972）认为，如果某些事件被认为是对生理自我和现象自我的威胁，那么它们就是有压力的。他分别把这两种威胁称为身体威胁和自我威胁。尽管不同人格的人对身体威胁的反应有些一致，但人们对自我威胁的反应与人格特征有关。他特别指出，特质焦虑程度高的人倾向于对自我威胁作出状态提升的反应，而特质焦虑程度低的人倾向于对自我威胁相对不受影响。这样一来，刺激和评价都不重要，重要的是它们之间的特殊互动。

另一项研究在这方面也很有启发意义。具体来说，对考试焦虑的研究已经成为对应对一种压力刺激的最完整的理解之一。霍布福尔和萨拉森的研究代表了这个方向。萨拉森（Sarason，1972，1975）已经说明，考试构成了一类环境事件，这些事件通常被发现是有压力的。然而，他和其他测试焦虑的研究人员也提出，对压力的相对敏感是性格的产物。这一观点很重要，因为它说明了某些事件通常被视为压力事件，以及个体对正常压力事件的反应程度不同。这进一步表明，这种敏感是一种相对稳定的人格特征，虽然与其他压力源的敏感性有关，但它也可能独立于其他敏感性存在。例如，一个考试焦虑的人在面对威胁人际交往时可能会很有弹性。

虽然萨拉森和斯皮尔伯格（Sarason & Spielberger，1972）都强调感知在他们的理论和研究中的作用，但他们的方法比这更复杂。它的复杂性源于三个部分：评估、已知的环境威胁和个性特征。广义地说，它整合了以评估和刺激为基础的模型，增加了至关重要的第三个要素——个体特征。这种由三部分组成的方法代表了压力研究人员的一个概念上的飞跃，但它并不经常被遵循。相反，许多研究者回到了强调评估的模型中，这种模型几乎忽略了实际中的环境事件或人格特征，而另一些人把重点放在了人格上，排除了更具体的感知，还有一些人仍然只依赖于刺激模型。

4. 压力的自我平衡和交易模型

研究者最常用的压力模型是麦格拉思（McGrath，1970）提出的稳态压力模型。麦格拉思（McGrath，1970）将压力定义为"环境需求和焦点生物反应能力之间的严重失衡"。拉撒路和福克曼（Lazarus & Folkman，1984）将压力定义为"人与环境之间的一种特殊关系，被人评价为消耗或超过他或她的资源并危及他或她的福祉"。首先，这些定义暗示，压力不是客观需求和反应能力之间不平衡的产物，而是对这些因素的感知。其次，应对失败的后果必须被视为对个人很重要。最后，麦格拉思（McGrath，1970）提出，失衡可能会出现负荷不足而不是过窄，也就是说，与应对能力相比，需求过少。然而，很少有研究人员采纳或跟进负荷的概念，因此它也没有获得多少支持。

尽管这种平衡被广泛采用，但霍布福尔认为它过分复杂、不容易被拒绝，并针对这一观点的要点进行了详细审查，提出了具体的质疑，并在此基础上提出了一种新的压力模型——资源保存理论。

二、资源保存：一种新的压力模型

针对压力研究，霍布福尔（Hobfoll，1989）在梳理了常用的压力模型后提出了一个新的压力模型——资源保存，并认为它更能反映当前人们对普遍存在的压力现象的理解，是环境和认知观点之间的桥梁。他认为资源保存模型是明确可测试的，全面解释了压力环境下的行为，比平衡或交易模型更简约，但仍然包含了认知的相对重要性和复杂性。该模型的基本原则是，人们努力保留、保护和建立资源，而对他们构成威胁的是这些宝贵资源的潜在或实际损失，这就是资源保存模型。

（一）理论背景

个人积极地寻求创造一个能带给他们快乐和成功的世界是

心理学中一个长期存在的问题，但在压力理论中这个问题一直被相对忽视。弗洛伊德（Freud，1900，1913）提出了快乐原则，即人类本能地寻求能带来愉悦的东西。马斯洛（Moslow，1968）也提出，人们寻求物质资源，然后是社会资源，然后是心理资源，是分等级的。社会学习理论提出，人们积极地参与他们的环境，以增加获得正强化的机会。有两种基本方法可以实现这些目标。人们的行为会增强情境发生的可能性。然而，如果个人试图创造和维持个人特征（如掌握或自尊）和社会环境（如任期或亲密关系），这将增加获得强化的可能性，并避免失去这些特征和环境，那么成功的可能性就更大。而资源保存模型建立在第二个战略之上。

压力的定义直接源于该模型和上面提到的基本原则——心理压力被定义为对环境的一种反应，在这种环境中存在资源净损失的威胁，即资源净损失或资源投资后缺乏资源收益，感知到的和实际的损失或收益的缺乏都被认为足以产生压力。因此，资源是了解压力的必要的单一单位。资源被定义为那些被个人重视的对象、个人特征、条件或能量，或者作为实现这些对象、个人特征、条件或能量的手段。环境经常威胁或造成人类资源的枯竭。它们可能会威胁到人们的地位、位置、经济稳定、亲人、基本信念，或者自尊。这些损失的重要性体现在两个层面。首先，资源对人们有工具价值。其次，它们具有象征性价值。

资源保存模型超越了以前的模型，因为它内在地阐述了个体在面对压力和没有面对压力时的行为。具体来说，当面对压力时，该模型预测个体会努力将资源净损失降到最低。根据资源守恒模型，当目前没有面临压力源时，人们会努力发展资源剩余，以抵消未来可能发生的损失。这一现象在自我追问或自我肯定风格的研究中得到了支持。当人们出现资源过剩时，他们可能会体验到积极的幸福感，这是被个人和社会资源的研究综述所证实的。相反，如果个人不具备获取资源的能力，他们很可能特别脆弱。这些人倾向于防止资源流失，有些人将其称之为自我保护风格。人们也可以通过投资其他资源来丰富资源，如当人们给予亲人或亲戚帮助时，这一资源的投资并不一定是针锋相对的，相反，该模型表明人们对资源的保护有着长远的展望。人们会利用他们所拥有的资源，或者利用他们所处环境中的可用资源。例如，个人投入他们的爱和情感以获得同样的回报。人们通常会投入自己的时间和精力这两种重要的资源，试图将他们转化为其他更有价值的资源，如权力和金钱。

（二）资源种类

资源保存模型确定了环境资源、个人特征、能量资源、社会支持四种资源，它们的损失和获取会导致压力或积极压力（如幸福）。

1. 环境资源

环境在某种程度上就是资源，受到重视和追求。婚姻、终身职位和资历都是这些方面的例子。很少有人研究环境对压力的中介作用，但珀林（Pearlin，1983）认为，受某些环境（如妻子、员工或伴侣）影响的内在角色对理解人们的抗压能力至关重要。瓦雄（Vachon，1986）提供的证据表明，仅仅与某人生活在一起就能降低癌症女性的死亡率。亨德森等人（Henderson et al.，1981）发现，结婚是一种抵抗资源。然而，另一些人认为，可能需要限定条件。糟糕的婚姻或社会关系不大可能产生有益的影响。显然，这一领域的资源对未来的工作有很大的影响。资源保存模型表明，衡量个体或群体对环境的重视程度，可以提供对其抗压潜力的洞察。

2. 个人特征

个人特征在一定程度上是资源，它们通常有助于抵抗压力。对各种个人资源的调查表明，许多个人特质和技能有助于抵抗

基于工作要求-资源模型的养老护理人员工作投入的影响因素与提升路径研究

压力（霍布福尔，1985）。此外，社会支持的效果似乎取决于它在促进或支持积极的自我意识和一种观点，即一个人可以掌握或至少能看穿压力环境方面的价值。

3. 能量资源

能量也是一类资源，包括时间、金钱和知识等资源。这些资源的典型特征不是它们的内在价值，而是它们帮助获得其他类型资源的价值。虽然能量资源在北美还没有被研究过，但在德国压力研究的行动导向模型中得到了一些关注。在威尔曼等人（Wellman et al.，1981）的网络研究中可以找到能源重要性的间接证据。他指出，当信息（一种能量）需要大量来源（如就业联系）时，一个庞大的社会网络就变得有价值。

4. 社会支持

社会支持某种程度上被视为一种资源，因为它们提供或促进了有价值的资源的保存，但它们也可以减损个人资源。这一概念与发现社会支持在满足情境需求时是有益的和当它不满足时是有害的研究是一致的。

（三）理论概论

资源保存理论（COR）始于这样的一个信条：个人努力获得、保留、培养和保护那些他们认为重要的东西。资源保存理论（COR）遵循一种理解，即认知具有一种基于进化的内在和强大的偏向，偏重资源损失和资源获得。在此基础上，资源保存理论（COR）假设压力发生：①当中心或关键资源受到损失的威胁；②当中心或关键资源丢失；③当经过重大努力后未能获得中心或关键资源。其核心是资源保存理论（COR）是一种动机理论，解释了许多基于进化需要的人类行为，以获得和保存资源的生存，这是人类行为遗传学的核心。像其他群居动物一样，人类必须获得并保存个人力量和社会纽带。然而，与其他动物不同的是，人类可以创造复杂的工具来确保自己的生存，并拥有复杂语言的优势来进行交流，这有助于生存和社会联系。因此，人们不仅利用关键资源来应对压力，而且还建立了一个"蓄水池"，以备将来需要时使用。此外，个人、社会和物资资源的获得和保留使人们、家庭和组织产生一种他们有能力应对压力挑战的感觉。这是资源保存理论（COR）的一个关键原则，即个人评价是次要的，主要是中心价值和普遍的人。这些普遍被重视的资源包括健康、幸福、家庭、自尊以及生活的目标和意义。

在某种程度上，资源保存理论（COR）对于促进对组织中压力的理解非常重要，因为它本质上与拉撒路和福克曼（Lazarus & Folkman，1984）的压力评估理论相反。简而言之，压力评估理论断言，压力就是被感知到的压力。然而，这个理论是有局限性的，因为根据定义，人们必须等到事件发生后才会意识到它是有压力的。这个简单的事实使得压力评估理论要么是具体的，要么是不可预测的。此外，压力评估理论含蓄地指出，压力是一种个人感知，而资源保存理论（COR）强调事件地客观压力性质。此外，考虑到当前对社会正义的强调和减少职场性骚扰和虐待的努力，拉撒路和福克曼（Lazarus & Folkman，1984）的理论可能是受害者的指责，并把解决问题的负担放在了经历压力的个人身上，因此他们应该调整他们的评估。事实上，从法律意义上说，如果工作场所的虐待是一个核心的评估问题，那么由它引起的案件被称为"没有价值"或"轻浮"。同样，如果工作环境没有压力，而只是被认为有压力，那么干预就会集中在评估上，或许还会关注那些扭曲认知的原因。本质上，为了对抗这些压力源，个人必须改变他们的想法。在今天对组织压力的理解中，即使是对微侵犯的强调也暗示着微妙的种族主义和性别歧视行为是真实存在的，而不仅仅是受害者感知到的（苏，2010）。当然，许多压力源是微妙的，事实上可能会被误解，但资源保存理论（COR）强调，至少主要的压力条件是生活事件或一系列事件的客观因素，在一个文化中共享，有一个共同的影响水平。因此，被解雇可能会导致更早的警告或反馈，也许还会有一段筋疲力竭的时期。它可能包括有其他很好的工作机会、有存款，这取决于个人的年龄。虽然认知将发挥作用，但这些客观因素，根据资源保存理论（COR），将是对任何结果的主要影响。

资源保存理论（COR）还强调，压力事件是错误的分析单元，确实混淆了我们对压力条件的理解，有压力的情况很少发生。相反，它们是随着时间发生的复杂序列。例如，当裁员发生在工作场所时，首先他们很有可能是预料到的，随后裁员事件发生了，然后是寻找新工作或调整的过程。此外，诸如就业能力、技能水平、储蓄、裁员处理和新职位的可获得性等客观因素都是导致这一结果的主要因素。个人评估通常是良好的预测指标的原因是，大多数人都是这些复杂客观因素的良好编目者。尽管正如资源保存理论（COR）强调的那样，人们携带一种基于进化的内在和强大的偏见，偏重资源损失和资源获得。这种偏见在同一个文化背景下的人身上很常见，而且不是特定的，尽管之前的客观生活经验肯定会影响这种普遍的评价。

（四）理论原则

资源保存理论（COR）的第一个原则是资源损失比资源获得不成比例的更显著。资源包括对象资源（如汽车、工作工具）、条件资源（如就业、任期、资历）、个人资源（如关键技能和个人特质、自我效能和乐观）、能量资源（如信用、知识、金钱）。资源损失与资源获得不成比例的影响表现在资源损失的影响更大，影响的速度和影响的时间长度仍然显著。因此，除了考虑冲击的大小，资源保存理论（COR）也是唯一一个包括动量分量的应力理论。具体来说，资源保存理论（COR）假设资源损失不仅在量级上比资源获得更强大，而且往往更迅速地影响人们，且随着时间的推移，速度越来越快。损失在人类系统中是首要的，因为人类是进化的产物，从进化的角度来看，即使是很小的损失也往往与生存失败密切相关。动量的属性也可能有一个进化的基础，因为缓慢的过程可能不那么容易被注意到，故当他们被识别时可能产生重大的、甚至威胁到生存的损害。

资源保存理论（COR）的第二个原则是人们必须投入资源，以防止资源损失，从损失中恢复，获得资源。这包括直接替代资源，如用储蓄来支付损失的收入，以及间接投资资源，如提高员工的技能，以应对艰难的商业环境。在后一种情况下，增加技能和信心资源，可抵消没有取得收益时可能损失的收入。

资源保存理论（COR）的第三个原则是矛盾的。它指出，在资源损失的背景下，资源获得会显著增加。也就是说，当资源损失情况很严重时，资源收益变得更加重要——它们的价值增加了。这一矛盾原则的一个相关推论是，那些拥有更多资源的人更不容易受到资源损失的影响，也更有能力协调获得资源。相反，那些拥有较少资源的人更容易遭受资源损失，获得资源的能力更弱。值得注意的是，没有其他的应力理论包括这种类型的相互作用。

资源保存理论（COR）的第四个原则是当他们的资源被扩展或耗尽时，个体将进入一种防御模式来保护自我，这种自我往往具有攻击性，且可能变得不理智。这是资源保存理论（COR）中研究最少的原理，但却具有很高的解释力。像资源保存理论（COR）的其他方面一样，这可能是一种内在的进化策略，可能是防御性的，或探索性的。通过这种方式，防御性的撤退可以让人们有时间重新组织或等待帮助，或者让压力过去，侵略性或看似非理性的反应也可能会起作用，因为它们可能会潜在地改变压力源的排列，或允许出现新的应对策略。

（五）理论推论

资源保存理论（COR）还提出了几个关键推论。就像资源保存理论（COR）原则一样，这些推论产生了具体的、复杂的和多方面的预测，它们也有助于建立复杂的策略，以抵消个人或组织层面的主要压力。

推论1是拥有和缺乏资源是脆弱性和恢复力不可或缺的组成部分。那些拥有更多资源的人更不容易遭受资源损失，也更有能力获得资源。相反，缺乏资源的个人和组织更容易遭受资源损失，获得资源的能力更弱。

推论2是资源损失具有螺旋式的特质。因为资源损失比资源获得更强大，而且当资源损失时就会产生压力。在压力螺旋的每次迭代中，个人和组织能够抵消资源损失的资源更少。这就造成了资源损失的螺旋式上升，从而使损失在影响和势头上都有所增加，没有其他的压力理论提出了如此详细的预测，既可检验，又有应用价值。

推论3是资源获取也具有螺旋式的特质。然而，由于资源获得的规模小于资源损失，且速度较慢，资源获得的螺旋曲线往往较弱，需要时间来发展。它们的增益周期缓慢，也就是说，它们是除了逃跑之外的唯一游戏，所以必须由个人和组织进行，以抵消损失和建立投入。这一原则需要注意的是，在高损失的环境和条件下，资源获得的螺旋会显著增加，这意味着当损失发生时，构建资源获得循环的动机会增加，并在高压力条件下获得更高的回报。

三、资源保存理论在组织学中的应用

30多年以来，资源保存理论（COR）已经成为组织心理学和组织行为学中被广泛应用的理论之一。从倦怠到创伤性压力，资源保存理论（COR）已被广泛应用于压力研究的许多领域，进一步检验了该理论的中心性。资源保存理论（COR）在很大程度上是更具体工作导向的组织压力理论，即工作要求-资源（JD-R）模型的基础。资源保存理论（COR）的主要优势之一是它有能力作出广泛的具体假设，比那些专注于单一中心资源或一般资源的理论（如控制）提供的假设要广泛得多。要理解资源保存理论（COR）在组织学中的应用，首先需要了解组织如何共享和交换资源，这是理解组织流程和基于资源保存理论（COR）的干预策略的关键。

资源保存理论（COR）侧重于保护、获取和保存资源。而另一个维度是基于交叉模型的资源交换。博尔格等人（Bolger et al.，1989）将交叉定义为在相同的社会环境中，当一个人所经历的工作压力或心理紧张影响到另一个人的紧张程度时发生的人际过程。因此，交叉是心理状态和体验的二元个体间传递。交叉模型通过增加个体间分析水平，扩大对团队和组织的聚焦，并概述经验、情感和资源在社会和组织环境中的转移机制，对以前的方法进行了拓展。

1. 资源交叉

积极交叉的最新研究是对资源的交叉进行了研究。内夫等人（Neff et al.，2012）论证了绩效自尊与和工作相关的自我效能这两种资源是如何通过交叉从一个人转移到另一个人的。他们的研究基于自我扩张理论（阿伦 等，1991）和一个假设，即在亲密关系中，个体越来越多地将伴侣的资源、观点和身份融入自己的自我概念中。根据这一理论，对他人获得和失去资源的评价和情感反应，在某种程度上就像获得或失去自己的资源一样（阿伦 等，2005）。

自我扩展模型表明，为了增加有助于实现任何可能出现的目标的物质和社会资源、视角和身份，人类具有自我扩展的基本动机。自我扩展的过程始于当前的自我与潜在的自我的比较，潜在的自我是关系中的自我，包括视角、资源和自我与伴侣的身份。如果潜在的自我代表着对现在自我的一些改进，那么一个人就会被激励去自我扩展，以包括他者。例如，如果一个人预期自我扩张将有助于新资源的流入，那么他或她将更有可能将他人纳入自我，因为这种人际包容将带来自我效能和自我意识的增强。自我扩展有助于建立有效的领导者-追随者关系。

内夫等人（Neff et al., 2012）研究了伴侣之间绩效自尊的交叉。通过一项日记研究，他们发现，其中一方在完成工作后感受到的当天特有的自尊会在晚上传递给另一方。他们提出，一方每天的自尊心感知会启动另一方的社会比较过程，尤其是当另一方报告说自己自尊心低而又高度的共情关注时。在另一项研究中，内夫等人（Neff et al., 2013）发现，当双方都谈论自己的工作并学习对方如何应对困难情况时，与工作相关的自我效能会传递给对方。因此，一个人带回家她或他的工作相关的自我效能信念、成就和处理困难的方法，可以通过交叉过程增强伴侣的工作相关的自我效能信念。此外，与工作相关的自我效能感的交叉与伴侣感知的工作投入有间接联系。

2. 投入交叉

投入是指一种持续的、普遍的情感认知状态，它不专注于任何特定的物体、事件、个人或行为。工作投入是一种积极的、充实的、与工作相关的精神状态，其特征是活力、奉献和专注。投入的员工与他们的工作活动有一种精力充沛和情感上的联系。工作资源（如绩效反馈、工作自主性和主管支持）和个人资源（如自我效能感、自尊）是预测工作投入的重要资源（绍费利、巴克，2004）。这种资源的增加可能会增加投入员工以其他方式参与的可能性，如通过支持行为（巴克、桑托普卢，2009）。

除了自尊和自我效能的交叉，资源的交叉对于收获螺旋也非常重要，因为它可以增加伴侣的投入，潜在地触发投入过程的交叉链条。研究表明，那些因工作中可用资源而感到投入的人可能会在与伴侣的互动中表达这种投入。另外也有研究发现团队成员之间投入的交叉（巴克 等，2006，2009）。韦斯特曼（Westman，2001）观察到，就像工作场所的交叉会导致组织的倦怠氛围一样，积极的交叉和经验也会影响到团队、部门和组织。

3. 从领导者到追随者的资源交叉

领导者与追随者之间资源交叉的一个例子是领导-成员交换（LMX）理论。领导-成员交换（LMX）理论关注主管与下属之间的二元社会交换关系，描述了主管如何与协助其完成关注的下属交换重要资源（如社会支持、控制、自我效能）。根据领导-成员交换（LMX）理论，领导者与下属发展不同形式的交换关系，保持良好交换关系的员工比其他人获得更多的资源（如社会支持）。领导-成员交换（LMX）理论表明，管理者和员工之间积极、高质量的社会交流对个人、团队和组织的结果至关重要。由此可见，工作投入从领导者到追随者的交叉源于资源的人际交换。布雷瓦特等人（Breevaart et al.，2014）发现，积极的领导者-追随者交换关系与工作资源呈正相关，从而促进员工的工作投入和绩效。此外，吉特曼等人（Guiterman et al.，2017）认为，高投入的领导者与追随者的关系更好，这反过来有利于追随者的工作投入。这些发现表明，领导-成员交换（LMX）理论在追随者投入中发挥着重要作用，这可能有助于解释领导者为什么和如何促进追随者投入，也表明资源交叉促进了另一方的投入。

4. 资源交叉对团队和组织的影响

与资源保存理论（COR）相似，交叉模型提出，通过资源交叉的过程，一组资源增强工作场所和工作文化内的投入和弹性。综上所述，增强资源积累和促进资源交叉可能会导致员工工作投入的提高。这种团队或组织层面的资源交换机制可能是创建和维持投入和弹性团队和组织的基础，组织将明智地制定干预措施，以增加资源交换。交叉模型概述了一系列替代但不相互排斥的机制，通过这些机制，资源收益在社会环境中从一个人转移到另一个人，从二元结构转移到团队和组织。虽然资源保存理论（COR）假设跨社会实体（个人和组织）的资源和情绪转移会更慢，对资源获得的影响小于对资源损失的影响，但资源交叉对投入的实际影响证明了组织关注这种交叉已找到增强这一过程的方法。韦斯特曼等人（Westman et al.，2013）比较了积极和消极交叉的强度，发现积极交叉比消极交叉对一个群体的影响更大，也许不同的交叉规则适用于不同的个人和团体。以下几个具有应用潜力的重要问题仍有待研究。资源的交叉是被调查资源所特有的，还是有额外的资源可以交叉？我们可以设计资源的交叉吗？我们能否设计出共享和培养资源的环境，并限制压力源和压力的交叉？我们能否促进网络研究，以指导团队成员之间的资源交叉？员工投入的综合水平如何影响整个组织？参与组织的特点是什么？

对工作环境中资源对投入和弹性的影响的研究为组织中的研究和应用开辟了新的方向，即使用资源保存理论（COR）和交叉模型。组织可以培养同事之间的频繁交流，以促进交叉参与，其目的是帮助员工、团队和组织使用资源，创建和增强投入和弹性。这样一个过程的最终结果可能是一个投入和有弹性的组织。通过帮助员工获得资源，从而提高投入度和恢复力；通过消除资源枯竭的障碍，组织可以防止不必要的压力和紧张，并提高员工的福祉和效率。在更广泛的层面上，研究发现，与工作相关的高自我效能感不仅对个人有益，而且还通过跨领域过程影响个人的伴侣，这对双职工夫妇及其组织具有实际意义。

在工作中支持员工与工作相关的自我效能感可能会通过交叉过程对其伴侣产生积极影响，进而可能会对伴侣的工作投入产生积极影响，最终达成绩效的改善。因此，合作伙伴之间的资源交叉很可能有助于建立一个更有弹性的家庭、更有弹性的组织，并逐渐形成一个更有弹性的社会。

四、资源保存理论的研究趋势

1. 超越压力

也许在关于资源保存理论（COR）的文献中最显著的最近趋势之一是它在压力和应变研究之外的应用，这一趋势也许并不令人惊讶，因为它符合更广泛的趋势，考虑资源保存理论（COR）在动机而不是压力方面的含义。除了压力和应变外，最常见的资源保存理论（COR）扩展是试图更好地理解在资源得失的背景下，个人如何分配和保存资源。在某些情况下，这些资源的损失是紧张的结果，如情绪耗竭。这些研究的重点一直是研究情绪耗竭如何影响与工作绩效相关的资源投资策略。压力和应变之外的延伸也帮助推进了不同背景下的理论和实践，包括工作中的人际关系。

2. 资源的概念化和测量

资源保存理论（COR）研究的一个重要趋势是更清楚地定义什么是资源。如前所述，资源的一个挑战是它们具有非常个性化的意义，因此有时它们可能很难被定义。一方面，广泛的资源定义是有用的，因为它们适应于广泛的个性化体验；另一方面，过于宽泛的定义可能会让学者们把几乎所有的东西都定义为适合他们研究问题的资源，使得理论检验几乎不可能完成。霍布福尔要求必须在语境中看待资源保存理论（COR），当它与更具体的理论相结合时，才会得到更好的应用，这些理论是在特定的微观层面上发展的特定资源或特定背景下的一组资源。

除了性格、自我调节资源，社会支持是最常被认为在解决工作要求方面发挥有益作用的资源之一。然而，越来越多的证据表明，即使是社会支持，有时也没有帮助，甚至使情况变得更糟。要更好地理解我们应该如何适当地定义资源，还有许多工作要做。该领域新兴工作的关键是认识到与资源保存理论（COR）之外的理论地整合可能有助于理清这些重要问题。

3. 时间的作用

除了其他理论的贡献之外，理解资源保存理论（COR）何时像资源一样行动的另一个重要因素是时间。越来越多的学者开始探索资源的动态在资源保存理论（COR）中如何依赖于时间。时间在这种动态中扮演的角色可以有多种形式，从资源失去或获得的时间，到恢复资源所需的恢复期的长度，到资源变得可用的具体时间相对于资源失去的时间。这再次回到了资源保存理论（COR）的一些原始想法，该理论关注的是资源获得和损失过程的时间和动量。时间在资源保存理论（COR）中的问题已得到许多的验证。艾里拉等人（Airila et al., 2014）研究发现，工作资源和个人资源在最初的数据收集整整10年后与消防员的工作能力有关，工作投入可以完全调节这种关系，这表明，利用这些资源，将它们投入到工作中，可能是它们对工作能力产生长期影响的关键。换句话说，虽然我们经常认为资源是可以用完或失去的东西，但合理利用，它们也可以随着时间的推移得到补充。

4. 建立实践启示

资源保存理论（COR）研究的最后一个趋势是更加强调资源保存理论（COR）与实践的联系。在许多方面，资源保存理论（COR）研究从一开始就与实践有很深的关系，给出了一些临床实践的根源。因此，在运用资源保存理论（COR）探索更深层次问题的同时，许多研究者也在强调该理论的实践性。特别有价值的研究概述了对改善工作内外的福祉和生活的其他方面最有效的特定资源。在许多方面，这一趋势表明需要清楚地概念化和操作一项研究的兴趣资源。

第二节　工作要求-资源理论

在工作要求-资源（JD-R）模型提出15年后，巴克和德梅鲁蒂（Bakker & Demerouti，2016）回顾了该模型前10年（2001—2010年）的研究，讨论了该模型是如何发展成为工作要求-资源（JD-R）理论的（2011—2016年），并展望了工作要求-资源（JD-R）理论的发展前景。他们希望工作要求-资源（JD-R）理论将继续激励那些希望促进员工福祉和有效组织运作的研究人员和实践者。

一、工作要求-资源模型的研究回顾

到了世纪之交，职业倦怠在大多数西方国家已经成为一个严重的问题，学者们开始意识到这种综合征并非那些从事"为人服务工作"的人所独有的。职业倦怠被定义为一种慢性疲劳综合征，一种愤世嫉俗、消极的工作态度，以及可能发生在任何工作中的效能降低（马斯拉赫 等，2001）。在此期间，关于职业倦怠的实证研究数量迅速增加，但仍缺乏一个全面解释职业倦怠的理论框架。世界各地的学者使用各种个人和人际关系的方法来解释职业倦怠。例如，倦怠被认为是错误预期模式的结果，逐步的幻灭，应对资源的损失，与客户互动中的情感要求，与客户交换关系中缺乏互惠。其他一些针对倦怠的组织方法声称，倦怠综合征是"现实冲击"（员工进入组织后）的结果，或者将其归咎于工作环境的低质量。李和阿什福斯（Lee &

Ashforth，1996）发表了一篇关于工作倦怠相关性的元分析，并确定了一系列可能导致工作倦怠的工作要求和工作资源。大约在同一时期，德梅鲁蒂也开始了相关研究，并于 2001 年在国际期刊《应用心理学杂志》上发表了工作要求–资源（JD–R）模型的第一个完整版本。

1. 工作要求–资源（JD–R）模型命题一

工作要求–资源（JD–R）模型的第一个命题是所有类型的工作特征都可以分为工作要求和工作资源两大类。工作要求被定义为需要持续的生理/心理努力地工作的生理、心理、社会或组织方面的要求，与某些生理/心理成本相关，如工作压力大、与客户或客户之间的情感互动要求很高。工作资源是指工作中的那些生理、心理、社会或组织方面的资源，这些方面在实现工作目标、减少工作要求和相关的生理和心理成本，或刺激个人成长、学习和发展方面发挥作用。工作资源的例子有自主性、技能多样性、绩效反馈和成长机会。

2. 工作要求–资源（JD–R）模型命题二

工作要求–资源（JD–R）模型的第二个命题是工作要求和工作资源激发了两个截然不同的过程，即健康损害过程和激励过程。后来的研究为这个双路径提供了充分的证据，也表明了这两个过程的独特结果。例如，巴克等（Bakker et al.，2003）的研究表明，工作要求是通过倦怠来预测缺勤时间（一种健康问题的指标）的最重要因素，而工作资源是通过组织承诺来预测缺勤频率（一种动机指标）的最重要因素。类似的，巴克等人（Bakker et al.，2004）的研究表明，工作要求通过疲惫预测角色内绩效，而工作资源通过工作投入预测角色外绩效。哈卡宁等人（Hakkanen et al.，2008）在对 2 500 多名牙医进行 3 年的纵向研究中发现，工作资源会影响未来的工作投入，而工作投入反过来又会预测组织承诺；而随着时间的推移，工作要求预示着倦怠，而倦怠预示着未来的抑郁；工作资源对工作倦怠也有微弱的负面影响。后来针对工作要求-资源（JD-R）理论的日记研究（辛布拉，2010）和纵向研究（巴克 等，2014）在很大程度上重复了这两个过程。

3. 工作要求-资源（JD-R）模型命题三

工作要求-资源（JD-R）模型的第三个命题是工作要求和工作资源的交互作用，即工作资源可以缓冲工作要求对压力的影响。后来的研究为这种相互作用提供了更多的证据。例如，桑托普卢等人（Xanthopoilou et al.，2007）在对家庭护理专业人员的研究中发现，几种工作资源（自主权、社会支持、绩效反馈和职业发展机会）可以缓冲工作要求（情感要求、患者骚扰、工作量和身体要求）和职业倦怠之间的关系。这意味着，当家庭护理专业人员有足够的资源时，他们不会在与苛刻的客户互动后经历高度的疲惫和愤世嫉俗。巴克等人（Bakker et al.，2010）的研究结果显示，在许多工作要求和工作资源之间的所有可能互动中，有88%在统计上是显著的。综上所述，这些发现表明，拥有许多工作资源的员工能够更好地应对他们的工作要求。

4. 工作要求-资源（JD-R）模型命题四

工作要求-资源（JD-R）模型的第四个命题是当工作要求高时，工作资源对动机的影响尤为显著。这一主张与霍布福尔（Hobfoll，2001）的观点一致，即所有类型的资源都具有激发潜能，在需要时变得特别有用。高要求和高资源相结合的工作是所谓的主动工作，它激发员工在工作中学习新东西，并激励他们使用新行为。巴克等人（Bakker et al.，2007）和哈卡宁等人（Hakkanen et al.，2005）的研究发现，当工作要求（如学生不良行为、不利的物理工作环境）较高时，工作资源（如欣赏、创新和技能多样性）对工作投入的预测能力较强。因此，工作资源在需要时特别有用，且具有激励作用。

5. 工作要求-资源（JD-R）模型命题五

工作要求-资源（JD-R）模型的第五个命题是乐观和自我效能等个人资源可以发挥类似于工作资源的作用。个人资源指的是人们对自己所处环境的控制力的信念。乐观和自我效能感高的人相信好事会发生在他们身上，他们有能力处理不可预见的事件。桑托普卢等（Xanthopoilou et al., 2013）的研究表明，自我效能与工作投入呈正相关关系，尤其是在情绪要求较高和情绪失调严重的情况下。此外，当自我效能感较低时，情绪要求和失调与工作投入呈负相关关系。巴克和圣维格尔（Bakker & Sanzvergel, 2013）表明，当每周阻碍性工作要求较低时，每周自我效能与乐观和工作投入呈正相关关系，而当每周挑战性工作要求较高时，这些个人资源与每周工作投入呈正相关关系。

6. 工作要求-资源（JD-R）模型命题六

工作要求-资源（JD-R）模型的第六个命题是工作动机对工作绩效有正向影响，而工作压力对工作绩效有负向影响。动机有助于目标导向和专注于工作任务。此外，投入的员工用所有的精力和热情来表现良好。相比之下，嫉妒、疲惫或健康问题严重的员工没有精力来实现他们的工作目标。塔里斯（Taris, 2006）在一项元分析中表明，职业倦怠与绩效呈负相关。此外，巴克等人（Bakker et al., 2008）的研究表明，疲惫对客观绩效有消极预测。桑托普卢等（Xanthopoilou et al., 2009）将每日日记报告与客观的财务数据相结合，发现在快餐店工作的员工在他们能够获得丰富的工作资源和高工作投入的日子里有更好的财务业绩。

二、工作要求-资源理论的形成

工作要求-资源（JD-R）理论前10年研究的数百项研究为该模型的六个命题提供了令人信服的证据，进而纵向研究的学者们也开始发现工作要求、工作资源和幸福感之间的因果关系和反向因果关系的证据。这些研究表明，工作投入的人有动力保持投入，并能够随着时间的推移创造自己的资源（如自主性、反馈、支持）。这一观点再次与霍布福尔（Hobfoll，2001）一致，他认为个人有动机保存他们的资源，且如果有可能的话，会试图扩大这些资源。

1. 工作塑造和收益螺旋

最初的工作要求-资源（JD-R）模型尤其采用了组织中自上而下的工作设计视角，管理部门和人力资源部门通过设定目标、描述工作任务和提供资源来为员工创造工作环境。因此，巴克和德梅鲁蒂（Bakker & Demerouti，2016）假设组织设计了员工的工作要求和工作资源，反过来，员工在接触这些工作环境后可能会发展或经历压力。巴克和德梅鲁蒂（Bakker & Demerouti，2016）的方法与其他工作压力和激励方法类似，如要求-控制模型、努力-回报失衡模型，以及工作特征模型，并假设员工在很大程度上是被动的。然而，如果人们只是被动的，就不会有从事相同工作的个人的工作条件如此丰富多彩。举个例子，假设有一位同事在隔壁工作，他们职位相似，但在日常任务和社会交往方面有很大的不同，这是因为个人往往是主动的，即采取个人的主动性来改变他们的现状。

一些学者认为，员工可能会主动改变他们的工作任务，以使他们的工作更有意义。弗热斯涅夫斯基和达顿（Wrzesniewski & Dutton，2001）创造了"工作塑造"一词，其指员工在工作任务中做出的主动改变（任务塑造）、工作中参与的关系类型（关系塑造），以及对他们工作的评估（认知塑造）。巴克和德梅鲁蒂（Bakker & Demerouti，2016）将工作塑造定义为员工对其工作要求和工作资源的主动改变，并论证员工可能会主动增加他们的工作资源，以减少他们的工作要求。这样，员工可以优化他们的工作环境，保持积极性。被工作激励的员工可能会使用工作塑造行为，从而获得更高水平的工作和个人资源，甚至更高水平的动机。此外，干预研究通过刺激工作塑造行为对员工幸福感和工作绩效产生了有利的影响。因此，工作投入的员工可以通过工作塑造创造他们自己的资源和工作投入的收益螺旋。

2. 自我破坏和损失螺旋

与在动机过程中发现的反向影响相似，在健康损害过程中也发现了反向因果和相互影响。工作要求不仅会导致压力，经历过工作压力的员工也会随着时间的推移感知和创造更多的工作要求。德梅鲁蒂等（Demerouti et al.，2004）发现随着时间的推移，工作压力和疲惫之间存在因果关系和反向因果关系。因此，不仅工作压力预示着疲惫，在互惠关系中，感觉疲惫也预示着随后工作的压力水平。巴克等（Bakker et al.，2000）的研究发现，对病人更愤世嫉俗的普通医生在 5 年后面对更多的病人要求。德梅鲁蒂等（Demerouti et al.，2009）的研究发现，来自综合医院的护士在面对许多工作要求时，在 1.5 年后报告了更高水平的倦怠。此外，经历过较高程度倦怠的护士随着时间的推移会面临更多的工作要求。十布鲁梅尔休斯等（Ten Brummelhuis et al.，2011）的研究发现，两年的时间里在职业倦怠方面得分较高的财务顾问在工作过载、工作时间和工作-家庭障碍方面的增加更明显。这些发现表明，随着时间的推移，处于压力下的员工会感知和创造更多的感知要求。巴克和科斯塔（Bakker & Costa，2014）提出这个过程是自我破坏行为的结果。自我破坏是指制造可能会影响工作绩效的障碍行为。从事自我破坏的员工最有可能经历高度的工作压力，因此他们沟通不畅，犯更多的错误，制造更多的冲突，这些增加了本就很高的工作要求。工作压力大的员工管理自己情绪的能力也较差，更容易在工作中遇到冲突。自我破坏是高强度工作压力的结果，是高要求和高压力恶性循环的推力。

在一系列的研究中，巴克和王（Bakker & Wang，2016）的研究表明，自我破坏与工作压力和情绪要求呈正相关关系，这意味着制造压力、困惑和冲突的员工会创造更多的工作要求。自我破坏也与疲惫呈正相关关系，并负向预测主管对工作绩效的评价。尽管其他研究还需要证实这些发现，但研究证据和理论表明，在压力下的员工可能会进入工作要求和疲劳的损失螺旋。因此员工在工作中感到紧张的时候，很可能会表现出自我破坏的行为，从而导致更高水平的工作要求，甚至更高水平的工作压力。

三、工作要求–资源理论的研究趋势

在过去 15 年，工作要求–资源（JD-R）理论已经从一个概述了两个独立的过程相对简单的模型，发展成为一个包括关于工作要求和资源之间的互动、自我启发的员工行为和结果的具体命题的理论。巴克和德梅鲁蒂（Bakker & Demerouti，2016）进一步探讨了工作要求–资源（JD-R）理论的未来研究和理论创新的前景。

1. 工作要求–资源（JD-R）理论中的相互作用

到目前为止，一些研究集中在工作要求和工作资源的可能组合和交互作用上。然而，由于每一项工作要求并不是独立于所有其他工作要求而发生的，因此可以想象，工作要求的影响会不断积累并相互作用（工作要求的影响）。范沃尔科姆等（Van Woerkom et al.，2016）发现，工作负荷增强了情绪工作要

求与病假之间的正相关关系，这表明情绪工作要求在高工作负荷的情况下更有害。这可能是因为损失螺旋，即因为对工作某一方面的高要求可能会导致一个人有限的个人精力资源的损失，从而导致面对其他工作要求的资源储备减弱。与这一观点一致的是，学者们发现，当其他要求保持较低时，工作要求就会充当挑战。

积极方面，哈贝和泰门（Habe & Tement，2016）发现，首先技能多样性与工作专注度（工作投入的一个维度）呈正相关关系，且在高自主性条件下这种关系更强。其次其是一个积极的螺旋，这表明工作资源，如自主性和技能多样性，本身是有价值的，但两者都增加了工作的动机潜力。此外，工作要求-资源（JD-R）理论的研究一致表明，员工在具有挑战性的工作要求和工作资源的工作环境中表现出最佳的工作表现，因为这样的环境有利于他们的工作投入。然而，大多数研究在检验工作要求-资源（JD-R）模型中的相互作用时指定了某个时间点为最有利的工作条件。没有证据表明，随着时间的推移，同样的工作条件是否会对员工的幸福和结果产生有利的影响。可以想象的是，即使有很多工作资源，且在高要求的工作条件下是吸引人的，但从长远来看也会使人筋疲力竭。

2. 因果关系的严格检验

虽然已经有几项研究显示了理论成分之间的纵向关系，但纵向关系并不一定意味着因果关系，因为假设的预测和结果都可能受到第三个变量或混杂因素的影响。一个更严格的因果关系测试需要对假设的原因进行操作，并测试这种操作是否产生了预期的效果——与没有操作发生的对照组进行比对。虽然这在现场研究中并不总是容易实现，但研究人员应该投入更多的精力在实验上操纵工作特征，看看这些修改是否有预期的效果。霍尔曼和阿克斯特尔（Holman & Axtell，2016）在一个呼叫中心采用了一种准实验性的工作再设计干预，发现工作再设计影响了广泛的员工结果。通过这种方式，他们证实了资源对员工结果的因果效应。杜贝尔特（Dubbelt，2016）特别关注了主动员工行为在工作要求-资源（JD-R）理论中的作用，发现工作塑造干预通过寻找工作资源的工作塑造行为影响工作投入。同样，在一系列干预中，范沃尔科姆等（Van Woerkom et al.，2016）的研究表明，经过培训的教师开始增加结构性工作资源。这些积极的行为会带来一个优化的工作环境，以及更高水平的工作投入和绩效。未来的研究可能会调查自上而下和自下而上方法的结合是否在培养员工工作投入和组织绩效方面最有成效。

3. 个人要求

除了个人资源，工作要求-资源（JD-R）理论还可以扩展到个人要求。个人要求被定义为个人对自己的表现和行为所设定的要求，迫使他们在工作中投入努力，因此与生理和心理成本相关联。洛伦特等（Lorente et al.，2008）提出，人格特质，如完美主义和情绪不稳定，以及目标设定和期望水平，可能是相关的个人要求，可以在未来的研究中研究这个有趣的话题。也许在工作要求-资源（JD-R）理论背景下，最常被研究的个人要求是工作狂。绍费利等人（Schaufeli et al.，2001）发现，工作狂作为一个独立于工作环境的个人风险因素，有助于倦怠和幸福感。古列尔米等（Guglielmi et al.，2012）发现，工作狂于更高的工作要求相关，从而导致更多的倦怠。相比之下，巴比尔等（Barbier et al.，2013）关注的是绩效预期，它代表员工对自身绩效的期望，随着时间推移，业绩预期的提高预示着未来工作水平的提高。这种关系是在工作和个人资源对工作投入的影响之上发现的。绩效预期作为一种内部挑战要求，触发员工在工作中增加努力，以满足这些期望。因此，根据个人要求的性质，个人要求可能涉及健康损害过程或激励过程。

4. 客观的测量

大多数工作要求-资源（JD-R）理论的研究使用了自我报告的工作要求、工作资源和结果。这种测量的问题在于，同一个人提供了所有的信息。因此，构念之间的统计关系可能被夸大，这是同源偏差的结果。未来的研究学者们整合更客观的指标、流行的工作要求和工作资源，以及可能的员工和组织结果，将会在其他领域（如人力资源、经济学）产生更大的影响。研究表明，工作要求和工作资源的情感结果可能与几种生物系统的功能有关，因此可能与身体疾病的发展风险有关，未来研究的挑战不仅在于检验工作要求-资源（JD-R）模型的情感结果与身体指标之间的关系，而且还在于整合工作要求和工作资源在这一过程中的作用。

5. 领导

领导者也可能会影响员工的工作环境，从而间接影响员工的幸福感和工作绩效。布雷瓦特等（Breevaart et al., 2014）的研究结果表明，变革型领导为下属创造了丰富的工作资源（日常社会支持和自主性），从而对下属的日常工作投入产生正向影响，下属可以使用这些资源来应对日常的工作挑战。费内特等（Fernet et al., 2015）进一步拓展了这些发现，即变革型领导有更少的工作要求（认知、情感和身体要求）和更多的工作资源（参与决策、工作认可和关系质量），并间接有助于更积极的工作态度和更好的工作绩效。未来的研究可能会调查各种其他类型的领导行为对各种要求、各种资源和员工福祉的影响，包括仆人型领导、授权型领导、交易型领导和双灵活型领导。研究领导行为每天如何变化，以及这些行为的变化如何通过对日常工作要求和工作资源的影响影响员工的工作投入和工作绩效，似乎特别有趣。

6. 员工行为与个体策略

有研究将员工行为纳入工作要求-资源（JD-R）理论，展示了员工如何通过工作塑造和自我破坏来调整他们的工作要求和工作资源。然而，个体策略可能影响工作要求-资源（JD-R）理论建设的过程。个体策略代表了人们为实现目标或解决问题而选择的方法或计划，这通常涉及一些规划或编组资源，以便最有效地使用它们。对个体策略的洞察可能会揭示个体改变工作特征的行为，或者工作特征对自身幸福感的影响，这些策略可能是有效的，也可能是无效的，它们的有效性可能取决于使用策略的情况。德梅鲁蒂（Demerouti，2015）认为，从工作相关的努力中恢复，以及选择、优化和补偿都是应对资源减少的策略。灵活运用应对策略是适应而不是不适应。也就是说，以问题为中心的应对在可控的情况下似乎是适应性的，而以避免为导向的应对在难以控制的情况下是适应性的。尽管选择被认为是应对资源减少的有效策略，但德梅鲁蒂等（Demerouti et al.，2014）发现，当疲惫程度很高时，保持较高的性能水平是无效的。此外，恢复通常被发现有助于补充能量资源，但放松策略似乎不如心理分离策略有效。其他可能与工作要求-资源（JD-R）理论相关的策略包括力量使用和调动自我资源。将个体策略整合到工作要求-资源（JD-R）理论中具有理论和实践意义，并可能揭示哪些行为有助于个体在特定的工作环境中发挥良好的功能，然后这些行为可以被刺激或训练。

7. 多层次视角

在研究中整合多层次结构有助于捕捉组织现象的复杂性，并开发更复杂的理论模型。尽管绝大多数关于工作要求-资源（JD-R）模型的研究都是在个体层面进行的，但也有一些尝试调查或整合其他层面的分析。首次研究工作要求-资源（JD-R）模型的德梅鲁蒂等（Demerouti et al.，2001）在个人水平上使用自我报告数据、在工作水平上使用工作要求和资源的观察员评分和在群体水平上使用倦怠的平均分数测试了模型的假设，并发现在个体和群体水平上都存在类似的关系。此外，个人在工作要求、资源及其结果上的得分已被用于预测团队水平的结果，如团队销售业绩和团队水平的日常财务结果。此外，巴克等人（Bakker et al.，2006）研究了团队相关的工作要求和资源对个人幸福感的影响。多拉尔德和巴克（Dollard & Bakker，2010）展示了一个更高层次的组织结构——工作场所的社会心理安全气候，来解释工作要求和资源、工人心理健康和员工投入的起源。此外，定量日记研究表明，工作条件和对它们的反应可能每天都不同，这些变化可能解释了为什么忙于工作的员工有时会有"休息日"，或者为什么通常筋疲力尽的员工会在某些日子感到满足。使用工作要求-资源理论在研究中整合多个层次，不仅可以通过集成从另一个层次的模型预测或结果来实现，而且还可以通过测试构造是否在各个层次的分析中保持它们的意义来实现。此外，多层次模型可以区分状态变量和特质变量，将人格整合到模型中，并概述特质变量和状态变量之间的相互作用。从理论的角度来看，多层次构念有助于更好地理解组织内部展开的心理现象。从实际角度看，通过多层次方法收集的知识可以帮助指导制定更有效的干预措施。

本章小结

本章主要针对本书涉及的资源保存理论、工作要求-资源理论等进行了详细介绍和梳理，主要介绍了资源保存理论之前的压力模型，资源保存理论作为一种新的压力模型的理论背景、资源种类、理论概论、理论原则、理论推论，资源保存理论在组织学中的应用，资源保存理论的研究趋势等；工作要求-资源（JD-R）模型的研究回顾，工作要求-资源（JD-R）理论的形成、研究趋势等，以期为本课题研究奠定坚实的理论基础。

第四章　养老护理人员的工作特征与工作投入提升

工作特征与护理质量密切相关，不同工作特征下的职业心理健康和组织行为影响护理质量（肯珀 等，2008）。工作要求-资源（JD-R）模型为了解工作特征如何影响职业心理健康和组织行为提供了一个重要理论框架，也是目前研究工作特征与职业心理健康和组织行为关系最流行的框架（莱纳 等，2018）。识别养老护理人员的关键工作特征，有助于对养老护理人员的职业心理和组织行为进行有针对性的干预和管理，从而有效提升养老护理服务质量。本章从工作要求-资源（JD-R）模型的视角出发，通过梳理国内外养老护理人员的关键工作特征和工作提升策略，为影响养老护理人员职业心理健康和组织行为结果的重要工作特征提供一个框架，为养老服务管理的实践干预提供思路，为养老护理人员的理论研究和管理实践提供参考。

第一节　国外养老护理人员的工作特征

国外提供养老护理服务的主要是护士（nurses）和护理助理（nursing assistants）（哈森、阿内茨，2008）。美国主要是高级执业护士（advanced practice nurse，APN）、执业护理助理

（certified nursing assistants，CNAs）和护理助理（nursing assis-
tants），英国、德国、新西兰、瑞士等国家主要是护士（nurses）
和护理助手（care/nurse assistants），澳大利亚主要是个人护理
员（personal care attendants）、注册护士（registered nurses）和登
记护士（enrolled nurses），日本主要是护士和介护。其虽然在名
称上有所不同，但主要是指在养老机构、社区和家庭为需要帮
助的老人提供日常的个人、身体和精神支持，如洗澡、穿衣、
吃饭、外出和社交活动等的护理人员（程志明 等，2019）。国
外养老护理分为正式照护和非正式照护，正式照护是指由专业
护理人员提供的护理，非正式照护主要是指由配偶、子女、亲
属等提供的护理（迪克、比克，2018）。本书中的养老护理人员
主要是指在养老机构从事护理工作的正式护理人员，不包括非
正式照护人员。文献中涉及的护理人员主要来自美国、英国、
德国、加拿大、瑞士、瑞典、澳大利亚、新西兰、日本、韩国、
土耳其、西班牙等国家。综合下来，本节主要从工作负荷、工
作压力、技能要求、工作环境、护理伦理等工作要求，以及工
资福利、发展机会、社会地位、工作关系、工作安全等工作资
源两方面对国外养老护理人员的工作特征进行梳理。

一、工作要求

1. 工作负荷

养老护理人员工作负荷繁重，主要是工作量大、人员短缺、
人员流动频繁、护理要求高等造成的（程志明 等，2019）。首
先，养老护理人员照顾身体和认知障碍老人的工作量很大（肖
佩内洛普，2014；平田、哈瓦斯，2019），过度的工作量给护理
人员带来严重的健康问题（卡兰拉尔、艾丽西，2019），造成护
理人员很高的离职意愿（平田、哈瓦斯，2019）。其次，随着养
老护理需求的不断增加，过去几十年，美国、日本等众多国家

一直面临着养老护理人员严重短缺的问题（平田、哈瓦斯，2019；山田 等，2002）。护理人员短缺已经成为很多养老机构的主要问题（肖佩内洛普，2014；平田、哈瓦斯，2019；普雷肖 等，2016）。由于缺乏新员工，护理人手不足，这就需要更长的工作时间、更少的休息时间和更多的员工轮岗来提供足够的护理保障（菲特塞拉 等，2019），从而加重护理人员的工作负荷。再次，养老护理人员的离职意愿很强，护理行业很难招聘和留住一线护理人员（肯珀 等，2008；平田、哈瓦斯，2019），人员流失率很高（程志明 等，2019）。美国卫生保健协会统计显示，养老机构每年的离职率高达71%，每年有40%的人退出直接护理工作（毕晓普 等，2009）。养老机构中，注册护士的年离职率约为46.7%，执业护士或职业护士的年离职率约为41.8%，护理助理或认证护理助理以及直接护理人员的年离职率从45%到100%不等（拉贾莫汉 等，2019）。人员流动给养老机构带来了巨大成本，也影响了护理质量（毕晓普 等，2009）。此外，随着医疗卫生事业的发展，被照护者及其家属、养老机构对护理服务质量的要求不断提高，护理人员的责任越来越重，工作负荷也就越来越重（卡兰拉尔、艾丽西，2019）。护理需求和供给之间的不匹配对养老护理质量产生了不利影响（普雷肖 等，2016）。高工作负荷导致的背痛、脖子痛、腿痛、头痛、疲劳等身体劳损在养老护理人员中非常常见（卡兰拉尔、艾丽西，2019），养老护理人员患肌肉骨骼问题的风险也更高（菲特塞拉 等，2019）。

2. 工作压力

在复杂的组织环境中，养老护理工作不可避免的是一项要求高、压力大的工作，甚至被认为是压力最大的职业之一（贾马尔、巴巴，1992）。养老护理人员经常感到压力（肖佩内洛普，2014；黑泽尔霍夫 等，2016），与工作相关的压力就是一个关键问题（拉贾莫汉 等，2019），其中非常重要的压力源自老年痴呆症患者的攻击性行为（黑泽尔霍夫 等，2016）。老年痴呆症患者是护理人员常见的护理对象（哈拉德、苏拉，2018），此类患者的攻击性行为很普遍（哈拉德、苏拉，2018；霍尔斯特、斯卡尔，2017）。在发达国家，养老机构中平均58%的老人患有痴呆症，其中78%表现出行为和心理症状（塞茨、普兰代尔，2010），高达97%的老年痴呆症患者在他们的发病过程中会表现出攻击性行为（黑泽尔霍夫 等，2016）。攻击性行为既包括言语行为又包括身体行为，如踢、打、尖叫和谩骂，这给护理人员造成很大的压力和负担，让他们觉得恐惧和不知所措（霍尔斯特、斯卡尔，2017；宫本 等，2010）。痴呆症患者的沟通困难、日常生活能力低下、认知功能低下的身体状况以及由此引起的攻击、吵闹、过分要求、反应迟钝、大喊大叫等身体和言语攻击行为都会给护理人员带来压力，给护理人员带来身体上的疾病，增加缺勤和病假，以及心理上的职业倦怠、工作满意度低下（黑泽尔霍夫 等，2016；埃弗斯 等，2010），从而导致护理人员在照顾老人的时候产生愤怒、压力和沮丧的负面情绪（欧文，2010）。而这种高工作压力又会导致高水平的员工离职率、旷工和倦怠水平（贾马尔、巴巴，1992）。

3. 技能要求

养老护理在医学和技术上的复杂化对养老护理人员的技能提出了更多新的要求（哈森、阿内茨，2008）。因为老人护理是知识、能力和态度的综合，因此护理实践中的整体能力非常重要，护理老人需要理论、经验和循证知识，以及对老人的了解（基尔朱宁 等，2016）。护理人员的专业能力直接影响被照护者及其家人对养老机构提供的护理服务的满意度（哈森、阿内茨，2011）。基尔朱宁等人（Kiljunen et al.，2016）总结归纳了养老护理人员需要具备的五个方面的能力：一是态度和道德能力。

态度和道德能力需要养老护理人员能够识别、反映和解决道德困境，尊重老人，确保老年人的尊严和生活质量。二是与老人及其家人，以及多专业团队合作的互动能力。沟通、互动和协作是养老护理的重要组成部分。养老护理人员要具备与老人及其家人、同事以及其他专业人员的互动合作能力。三是在健康促进、临床活动和临终照护上的循证护理能力。养老护理需要诸多循证护理能力，因为计划、评估、健康促进、风险管理、临床活动，以及临终护理都是养老护理人员工作的一部分。四是督促和教导能力。养老护理人员需要有督促和教导被照护者及其家人、实习护理人员以及其他护理人员的能力，如对焦虑和恐惧的缓解。五是高质量护理的领导力和发展能力。此类领导力和发展能力包括计划和组织工作、管理资源和发展创造性思维的能力。无论养老护理人员是否正式处于管理职位，都被期望具有领导力和发展能力。

4. 工作环境

护理人员工作环境的恶化在养老机构尤为普遍（菲特塞拉等，2019）。由于人口老龄化的加速，越来越多的老人需要专门的照护，而被照护者在认知、身体机能或营养状况上的恶化则需要更为复杂的护理，这种情况导致护理人员的倦怠和压力问题增多，人员流失严重（菲特塞拉 等，2019）。此外，在养老机构工作的护理人员还面临许多工作场所的风险，如面临遭受暴力的高风险、与被护理者及其家人产生冲突等（格拉内海姆等，2012），这些不利的工作环境都可能导致护理人员的疲惫不堪和职业倦怠（卡兰拉尔、艾丽西，2019；阿尔达兹 等，2019）。研究统计显示，全球约 1/3 的护理护士表示遭受过身体暴力和恐吓，1/3 的护理护士受过伤害，1/4 的护理护士经历过性骚扰，约 2/3 的护理护士遭受过非身体暴力（斯佩克特 等，2014）。就公认的工伤和疾病而言，养老行业是美国第二大危险行业（张元 等，2011）。

5. 护理伦理

伦理问题在养老护理中非常常见，因其可能会导致护理人员的职业倦怠和道德困境，故备受关注（普雷肖 等，2016）。护理伦理是指与伦理原则或护理义务相关的问题，这些问题包括尊重自主、保证老人利益的最大化、防止老人受到伤害、尊重老人、履行自己的职业责任（普雷肖 等，2016）。普雷肖等整合研究后发现，护理人员经历的伦理问题主要涉及以下几个方面：一是相互冲突的伦理原则，即对自主、仁慈、非恶意和正义尊重的职业道德在实践中的相互冲突，或与包括保密、护理义务和职业责任实现在内的其他职业道德的冲突。二是沟通和决策问题，主要涉及护理人员、被护理老人及其亲属之间的沟通和决策问题。三是资源缺乏问题，主要是指护理知识、资金、时间和渠道等资源的匮乏，导致无法满足和平衡不同层次的养老需求。四是护理质量问题，主要包括护理服务和治疗问题。五是年龄歧视问题，年龄歧视假设的普遍共识是对恶化的身体、精神和社会地位的描述，以及对死亡的忌讳 。

二、工作资源

1. 工资福利

劳动经济学中，工资水平往往被用作衡量工作质量的主要指标，而在社会学、管理学和产业关系研究中，工资水平也被视为工作质量的重要方面（程志明 等，2019）。低技能的直接护理工作在任何部门工资都不高，养老护理人员因为工作困难、门槛低，工资待遇也很低，此外，对护理的有限要求也限制了养老机构愿意支付给员工的工资（毕晓普 等，2008）。澳大利亚养老机构护理人员的收入在医疗保健部门是最低的，远远低于全国平均工资，养老机构的个人护理人员、登记护士和注册

基于工作要求-资源模型的养老护理人员工作投入的影响因素与提升路径研究

护士的收入比公立医院的同行分别低 12%、10% 和 4%（程志明等，2019）。许多养老护理人员一旦成为一名合格的护士，就会考虑离开该行业以获得更好的薪酬条件（费德勒，2018）。养老护理人员的工资福利低（肖佩内洛普，2014；毕晓普 等，2008），是造成养老护理人员短缺的重要原因（山田 等，2002），也是护理人员工作不稳定的最大原因，既影响护理人员的身心健康（菲特塞拉 等，2019），也影响护理人员的工作满意度（毕晓普 等，2009），是造成护理人员离职的重要原因（毕晓普 等，2008）。

2. 发展机会

养老护理人员提供了大部分的长期护理服务，他们通常也希望通过自己的专业知识和技能提供高质量的护理服务，但不幸的是，他们通常缺乏足够的知识和培训，护理能力有限（肖佩内洛普，2014）。缺乏专业发展机会也是养老护理职业存在的主要问题，通常会影响到护理人员的工作满意度、离职倾向和护理质量（阿内茨、哈森，2007）。此外，养老护理人员的职业通道不多，职业晋升机会少（毕晓普 等，2008），容易导致护理人员的工作不满和员工流失（肯珀 等，2008；毕晓普 等，2008）。澳大利亚个人护理人员为数不多的职业通道就是获得护士资格或走向管理岗位，然而很多养老护理人员一旦成为一名合格的护士后就会考虑离开该行业，以获得更好的工作条件（程志明 等，2019）。

3. 社会地位

高质量的养老护理服务是人口老龄化背景下非常迫切的需求，养老护理这一职业理应受到更多的重视和尊重，但事实上并非如此。因为护理工作特点的关系，老年护理一直被认为是一种社会地位低下的工作（程志明 等，2019），这一职业甚至还被污名化，被认为是一种很耻辱的工作（肖佩内洛普，2014）。养老护理人员也经常会经历来自主管、雇主及他人的不尊重，社会地位比较低下（肖佩内洛普，2014；毕晓普 等，2009）。缺乏认可、赏识和尊重给护理人员带来伤害和痛苦，影响护理人员的工作士气、身体和心理健康，容易导致护理人员对被照护者的漠不关心，甚至把失望发泄在被照护者身上，提供不合格的照护，从而导致护理质量低下（卡兰拉尔、艾丽西，2019；肖佩内洛普，2014）。而护理人员被尊重和重视的感觉也是影响工作满意度最重要的因素之一，缺乏尊重、社会地位低下严重影响到养老护理人员的工作满意度（毕晓普 等，2009）。

4. 工作关系

对于养老护理人员来说，来自主管和同事的支持（肯珀 等，2008；毕晓普 等，2009），以及与被照护者及其家属的良好互动等工作关系都是影响其工作满意度和职业倦怠的重要因素（斯普兰杰斯 等，2015）。来自主管监督、赏识、倾听和尊重的良好工作关系对养老护理人员的工作起到促进作用（肯珀 等，2008）。当护理人员认为他们的主管尊重他人、乐于助人，并能够提供良好的工作反馈时，则更有可能忠于自己的工作，承诺更高的工作要求（毕晓普 等，2008）。但是养老护理人员经常会经历来自主管的不尊重（毕晓普 等，2009）。另外，老年痴呆症患者的攻击性行为会让护理人员有意避开有攻击性行为的老人（霍尔斯特、斯卡尔，2017），甚至会使护理人员减少护理、对老人喊叫和辱骂、消极对待老人、减少与老人的互动（黑泽尔霍夫 等，2016），唤起护理人员的负面情绪，从而影响护理质量（霍尔斯特、斯卡尔，2017）。养老护理人员虽然花了大量时间与被照护的老人在一起，但双方的互动却非常有限，仅有的沟通也都是比较中规中矩和任务导向的，而不是积极和人性化的（斯普兰杰斯 等，2015）。除了身体暴力，与病人亲属的冲突也会导致护理人员职业倦怠的增加和工作满意度的降低（哈拉德、苏拉，2018）。

5. 工作安全

近几十年以来，随着经济的衰退，工作的不稳定性在大多数西方国家都很普遍，护理行业也是近年来不安全感增加的行业之一（菲特塞拉 等，2019）。与其他护理领域相比，养老护理人员的工作更不稳定，包括更苛刻的日程安排和更超负荷的工作，这种由感知到的工作不安全感和持续的工作变化带来的心理和情绪负担除了会影响护理人员的身体和心理健康，也会影响到被照护者的福祉，降低护理质量（菲特塞拉 等，2019）。

通过对养老护理人员工作要求和工作资源的分析可见，国外养老护理人员呈现出工作负荷重、工作压力大、技能要求高、工作环境差、伦理要求高等高工作要求，以及工资福利差、发展机会少、社会地位低、工作关系差、工作安全缺乏等低工作资源的显著工作特征。而这种高工作要求和低工作资源的工作特征容易带来高工作压力（肖佩内洛普，2014；菲特塞拉 等，2019；贾马尔、巴巴，1992；黑泽尔霍夫 等，2016；霍尔斯特、斯卡尔，2017）、高职业倦怠（卡兰拉尔、艾丽西，2019；普雷肖，2016；菲特塞拉 等，2019；贾马尔、巴巴，1992；黑泽尔霍夫 等，2016；哈拉德、苏拉，2018；阿尔达兹 等，2019；斯普兰杰斯 等，2015）、低工作满意度（毕晓普 等，2009；黑泽尔霍夫 等，2016；阿内茨、哈森，2007；斯普兰杰斯 等，2015）、高离职率（平田、哈瓦斯，2015；菲特塞拉 等，2019；贾马尔、巴巴，1992；毕晓普 等，2008）等职业心理健康和组织行为问题。

第二节　国内养老护理人员的工作特征

我国自 2000 年步入老龄化社会以来，许多学者针对养老领域出现的诸多现实问题进行了研究和探讨。丁雪萌和孙健通过对我国近二十年针对养老护理人员领域的研究进行梳理发现，近二十年我国养老护理人员研究领域的热点问题集中在老年人与养老服务体系建设、养老机构服务与资源供给、人口老龄化与养老产业、养老护理人员的培训与开发几方面，虽然国内有学者以养老护理人员为研究切入点，但其落脚点仍旧是老年人的养老服务需求满足，并未切实提出有效的人员供给策略。此外，从供给侧角度探讨如何建设可持续发展的养老护理人员队伍的研究相对较少，养老护理人员的研究并未成体系（丁雪萌、孙健，2019）。因此，不同于国外养老护理人员的丰富研究，国内从组织行为学的视角探讨我国养老护理人员工作特征、工作态度和行为的研究非常有限。通过对现有文献的梳理，我国养老护理人员主要呈现出工作强度大、工作时间长、工作责任大、工作环境差、工资待遇低、社会地位低、职业发展少等典型的工作特征。

一、工作要求

1. 工作强度

随着我国老龄化的快速发展，我国大多数养老机构的护理人员数量严重不足，养老护理人员供需严重不平衡，养老护理人员长期处于高负荷状态（胡芳肖 等，2018）。养老护理人员严重缺乏导致的人手不足，让养老机构护理人员对老人的日常护理和生活照料工作更为繁重，工作强度也更大（尹亚妮、李新影，2020；林雷、刘黎明，2019）。根据张雅桦等的调查，每个养老护理人员需要同时照护 14 个老人，其中失能半失能老人 9 个，远远大于护理人员与失能老人 1∶3 的国际标准，也远远大于我国民政部规定的护理人员与健康老人 1∶7、与失能老人 1∶4 的比例标准（张雅桦 等，2017）。此外，我国养老机构里的失能和半失能老人居多，日常的照料需要给老人喂饭、擦身、协助如厕等，需要经常搬动老人，体力劳动量非常大（岳月 等，2016；林雷、刘黎明，2019）。我国养老护理人员以年龄偏大的女性为主，对她们来说搬动老人的工作强度和负荷都很重。工作强度大导致的工作负担重也成为影响养老护理质量的主要因素（张雅桦 等，2017）。

2. 工作时间

因为人手不够、照护任务繁重，养老护理人员很少有闲下来的时间（林雷、刘黎明，2019）。很多养老护理人员的工作时间远远长于 8 个小时，平均工作时间在 9 小时以上（王若维 等，2015），大部分养老护理人员的日均工作时间甚至在 12 个小时左右（胡芳肖 等，2018；马跃如 等，2021）。此外，目前我国养老护理人员的工作方式主要以轮班制为主，按每周 6 天计算，平均每周工作时间近 60 个小时，超过 25% 的养老护理人员每周工作时间达 71~80 个小时，有些养老护理人员甚至需要工作 80~100 个小时，工作时间非常长（张雅桦 等，2017）。超长的工作时间让养老护理人员几乎很少有休息时间，对于老人的照料需求几乎是随叫随到（龙玉其，2017）。

3. 工作责任

随着老人的年纪越来越大，患有慢性疾病的老人也越来越多，其生活自理能力逐渐减弱，容易突发疾病，也容易发生意外，护理风险也不断增高（石春红 等，2016），养老护理人员的护理工作责任也不断增大（黄钢，2020）。陪护期间老年人遭受意外伤害或意外走失均需要养老护理人员负责（袁群 等，2015），对于失能失智的老人要随时提防老人出现噎食、磕碰、摔倒等意外情况，养老护理人员承担的责任非常大（林雷、刘黎明，2019），容易给养老护理人员带来巨大的心理压力。

4. 工作环境

目前我国养老机构的硬件设施不够完善，养老护理的辅助设施和无障碍设备有限，智能化设施比较缺乏（时春红 等，2016）。养老护理人员的工作环境较差（胡芳肖 等，2018），护理人员需要解决失能老人大小便失禁等问题和失智老年人的看护问题（袁群 等，2015），照护过程中可能遭遇伤害性言语或行为，面临性接触、性骚扰等伦理问题（郭晶 等，2015）。

二、工作资源

1. 工资待遇

我国养老护理人员的工资待遇普遍偏低，月工资2 000元以下的养老护理人员占到了62%（王若维 等，2015）。李晓辉通过对山东省青岛和济南两市6所养老机构护理人员的调查发现，超过80%的养老护理人员月工资待遇在2 000～3 500元，不到20%的人员月工资待遇能达到4 000元，与高强度的工作负荷形成了鲜明的对比和反差（李晓辉，2021）。北京市养老护理人员的工资水平一般也在3 000～5 000元，薪资水平较低（林雷、刘黎明，2019）。龙玉其通过对北京5家民营养老机构的调查发现，养老护理人员的平均工资在3 500元左右，仅达到北京市城镇职工平均工资的一半（龙玉其，2017）。四川省绝大多数养老护理人员的工资收入也低于当地平均工资水平（李雨昕 等，2016）。因为工资待遇低，养老护理行业很难吸引到年轻人。工资待遇低也被认为是养老护理人员工作中的首要难题（张雅桦 等，2017）。此外，除了工资待遇低，养老护理人员的社会保障和职业福利也较为缺乏，福利待遇比较低，大部分人都没有参加社会保险（王若维 等，2015；龙玉其，2017）。

2. 社会地位

受到我国传统观念的影响，养老护理工作被认为是伺候人的脏累差工作，工作不够体面，养老护理人员也被认为低人一等，并因此受到社会歧视，难以得到社会尊重，社会地位不高（龙玉其，2017），社会认可度不高（王若维 等，2015）。社会地位低、职业认可度不高、职业荣誉感不强严重制约着我国养老护理人才队伍建设（付彪，2020；徐虹，2020；邓海建，2020；黄钢，2020）。

3. 职业发展

我国养老护理人员主要以40~55岁的农村妇女为主，整体学历偏低，主要以初中及中专为主，绝大多数的养老护理人员在从事护理工作之前没有养老护理的工作经验（张雅桦 等，2017）。入职后，养老机构对养老护理人员的培养与培训也极为缺乏，没有完善的人员培训体系和有效的职业晋升机制，导致养老护理人员的职业发展通道不畅（龙玉其，2017）。养老机构针对养老护理的培训不足导致养老护理人员的职业技能偏低，拥有职业资格证书的人数极少。据统计，截至2017年，我国具有职业资格证书的养老护理人员约4.4万人，仅占从业总人数的10%，即我国养老护理人员专业护理能力有限、职业发展受阻（丁雪萌、孙坚，2021）。因为学习、培训、晋升机会少（王芃，2016），我国养老护理人员的职业发展空间非常有限，难以实现职业上的晋升。

通过对国内养老护理人员工作要求和工作资源的分析可见，我国养老护理人员同样具有工作强度大、工作压力大、工作责任大、工作环境差等高工作要求，以及工资待遇低、社会地位低下、职业发展机会少等低工作资源的工作特征。而当工作要求高，而工作资源又无法弥补高工作要求时，长期的工作压力容易让养老护理人员出现心态失衡，当这些心理需求和期望被忽略时，容易产生职业倦怠，降低工作满意度，甚至出现离职倾向等问题。因此，面对养老护理人员的高工作要求和低工作资源，需要有效降低其工作压力，减少职业倦怠，提高工作满意度，减少离职倾向，稳定养老护理人员队伍，促进养老护理工作质量的提升。

第三节　养老护理人员的工作投入提升

从工作要求-资源（JD-R）模型的视角来看，职业心理健康问题是由工作场所中长期存在的高工作要求产生的，而工作资源没有补偿这种工作要求，这种平衡的缺乏耗尽了员工的精力，导致他们心力交瘁，并由此对他们的健康和组织都产生了负面影响，降低了他们的工作投入（绍费利、塔里斯，2014）。针对养老护理人员高工作要求和低工作资源的工作特征带来的低工作投入问题，国内外学者们也提出了缓解工作压力、降低职业倦怠、提高工作满意度、降低离职率等相应的工作投入提升策略，旨在有效提升养老护理质量。

一、缓解工作压力

养老护理人员的工作压力很大程度上源于痴呆症患者的攻击性行为。在预防和控制痴呆症患者攻击性行为、缓解护理人员的压力上，黑泽尔霍夫等（Hazelhof et al., 2016）提出了以下几点建议：一是由受过更高教育、良好培训、年龄较大和经验较丰富的护理人员组成护理团队，以便更好应对与攻击性行为有关的压力。二是让护理学校为学生应对痴呆症患者的挑战性行为做好培训准备，让他们掌握这种攻击性行为管理的策略。三是为痴呆症患者这种特定的群体设立特定的区域，并为护理人员提供特定的工具以管理这些特定群体的行为。

此外，在减少痴呆症患者攻击性行为、缓解护理人员的压力上，加强护理人员的沟通技能培训尤为重要。痴呆护理中的沟通技能培训能够显著提高养老护理人员的沟通技巧、能力和知识，以及痴呆患者的生活质量和福祉，并增加在各种护理环境中的积极互动（埃根伯格 等，2013），改善养老护理人员和被照护者的良好关系（斯坦扬 等，2019），减少护理人员的痛苦和工作压力（斯普兰杰斯 等，2015）。养老护理人员的沟通技能培训可以从语言能力、非语言和情感能力、对痴呆症患者态度、行为管理能力、工具使用、自我体验、理论知识等方面展开（埃根伯格 等，2013）。除了沟通技能培训，斯坦永等（Stanyon et al.，2019）的实验研究发现，以句子简短、语法简单精确为特征的直接指令的沟通方式既能让人更容易理解，又能让患者更具依从性，可以鼓励痴呆症患者表现出更积极的交流行为，参与到护理人员的任务中，甚至开始自己互动起来，这对护理人员护理时间的节省、工作压力的缓解都有积极影响。

二、减少职业倦怠

养老护理人员的职业倦怠直接影响护理人员的健康以及护理质量，在实践中认识并解决护理人员的职业倦怠非常重要（哈拉德、苏拉，2018）。哈拉德和苏拉（Harrad & Sulla，2018）认为从最佳实践来看，职业倦怠的干预方案应该是多维的，包括与工作相关的以及个人指导的循证策略：

一是养老机构的管理人员应仔细检查护理人员的工作条件，通过对员工的观察多了解他们压力的来源，并积极主动与他们一起解决问题。

二是要为护理人员提供更多关于他们在工作中遇到的不同疾病的培训和教育，并对他们加强在应用过程中的指导和支持，减少员工的情绪耗竭，提高员工的自我效能感。

三是考虑到护理人员在面对老人过世后的悲伤情绪带来的职业倦怠和职业苦恼，管理人员可以通过安排时间进行反思学习来研究不同类型的悲伤，以及如何更有效地引导护理人员的悲伤情绪，并通过相应的实践活动帮助员工消除悲伤，如设立纪念委员会、举行简单的追悼会等。

四是加强对员工情绪方面的调节训练以减少其情绪失调，让护理人员以一种健康的方式处理自己的情绪，允许他们表达自己的真实情感，让他们学会在面对身体和精神上的痛苦、疾病和死亡，以及老人亲属攻击的时候，既能保持自己的真实感受，也能回应工作中的情感要求。

三、提高工作满意度

工作满意度对养老护理人员很重要，因为它不仅与缺勤、离职和护理质量有关，而且影响到工作投入（卡索 等，2006）。养老护理人员工作满意度的提升，需要从以下几个方面进行改进：

一是要改善工资福利待遇。解决养老护理人员的工资和福利问题至关重要（山田 等，2002），适当提高养老护理人员的工资待遇能够对养老护理人员产生激励作用，也有利于养老机构吸引并留住养老护理人才（温海红 等，2018）。张雅桦等建议通过政府的岗位津贴、财政补贴等，以及养老机构的合理划分岗位等级、按岗定薪等，多举措、多途径提升养老护理人员的工资待遇（张雅桦 等，2017）。毕晓普等（Bishop et al.，2009）通过一项将美国养老院工作特征与护理人员工作满意度联系的全国性研究发现，工资的变化仍然与护理人员的工作满意度有显著的关联，提供一定类型的带薪休假福利可以提高护理人员的工作满意度，这强调了工资福利对维持养老护理人员工作积极性的重要性。因此，寻求长期护理人员稳定的消费者和政策制定者应该支持增加一线护理人员的工资、福利和晋升机会，从而与对他们努力工作的期望和托付给他们的护理责任相匹配（毕晓普 等，2008）。

二是保持人员配备的稳定性。如果改进薪酬和其他工作条件可以提高满意度和减少离职，那么减少人员流失、增加人员配备、尽可能保持人员配备的稳定性则可以进一步提高满意度（毕晓普 等，2009）。

三是监督和平衡工作要求。除了确保足够的人员配备，管理者还应该监督和平衡护理人员的工作要求，为护理人员提供充足的时间来完成工作，减少强制加班的要求，以减少护理人员感到他们没有足够的时间来完成日常护理和其他任务的可能性（毕晓普 等，2009），减少工作疲劳并促进能力发展（哈森、阿内茨，2008）。

四是改善工作关系。养老机构应加强对主管行为的培训，使他们能够更有效地与护理人员一起工作（普罗布斯特 等，2010），并通过改善护理人员和主管之间的良好关系、增加团队和监督关系的稳定性来提高工作满意度（毕晓普 等，2009）。

五是培养尊重的护理文化。养老护理人员工作满意度的提升要注重展示员工的价值并尊重员工（普罗布斯特 等，2010）。毕晓普等（Bishop et al.，2009）对养老护理人员的全国性研究强调了在组织层面和通过公共政策培养一种尊重护理人员工作文化的重要性。

四、减少离职倾向

吸引并留住优秀的养老护理人员对确保养老护理质量至关

重要（程志明 等，2019）。博斯卡特等（Boscart et al.，2018）证明护理时间是影响护理质量的重要因素，由此强调了吸引并留住养老护理人员的重要性，因为这有助于护理质量的提升。佩利西埃等（Pélissier et al.，2018）通过对养老护理人员离职倾向的影响因素进行梳理后发现工作条件对离职倾向的重要性，并提出减少护理人员离职倾向的措施：

一是在基于包括工作组织、减少社会心理要求以及获得特定培训模块，如姑息治疗，以及痴呆症患者管理在内的多种措施上制定减少护理人员离职倾向的政策。

二是通过把任务分配给管理人员来进行任务重组，以减少护理人员的行政工作量，让护理人员有更多时间投入到工作关系方面，促进护理人员与被照护者以及其他护理人员之间的交流，从而提高工作满意度和护理质量。

三是让护理人员更多地参与制定养老机构的个性化护理项目，加强并发展护理人员在执行日常护理任务时的自主权，改善护理人员对工作的印象。

四是通过增加护理人员之间交流的时间、加强护理管理，以及改善工作保障的方式，让护理人员更好地认可自己已完成的工作。

第四节　研究结论与展望

一、研究结论

识别影响养老护理人员职业心理健康和组织行为的关键工作特征因素是一项重要的管理活动，能够为养老护理人员创造高质量的工作场所条件，为养老机构带来积极的组织结果，为老年人提供更优质的护理服务（张元 等，2011）。工作要求-资源（JD-R）模型视角下的国外养老护理人员有着工作负荷重、工作压力大、技能要求高、工作环境差、伦理要求高等高工作要求，以及工资福利差、发展机会少、社会地位低、工作关系差、工作安全缺乏等低工作资源的显著工作特征。而工作要求-资源（JD-R）模型视角下的我国养老护理人员同样具有工作强度大、工作压力大、工作责任大、工作环境差等高工作要求，以及工资待遇低、社会地位低下、职业发展机会少等低工作资源的工作特征。高工作要求和低工作资源的工作特征容易引发高工作压力、高职业倦怠、低工作满意度、高离职率等消极职业心理健康和组织结果，进而影响养老护理服务质量。有针对性地提出缓解工作压力、减少职业倦怠、提高工作满意度、减少离职倾向等养老护理人员工作投入提升策略，有助于有效改进工作场所条件，促进养老护理行业的持续健康发展。

二、研究展望

1. 个人资源的整合

个人资源是资源保存理论和工作要求-资源理论中非常重要的一种资源。个人资源可以通过多种方式整合到工作要求-资源（JD-R）模型中，如作为工作要求和工作资源的中介变量、调节变量、"第三变量"、前因变量，或者与这些变量的任意组合（绍费利、塔里斯，2014）。虽然目前还没有一种最好的方法来扩展工作要求-资源（JD-R）模型以包括个人资源，但可以使用不同类型的解释性理论和模型来研究个人资源的作用，如资源保存理论、扩展和构建理论、社会认知理论、自我决定理论、工作要求-控制（JD-C）模型等（绍费利、塔里斯，2014）。事实上研究证明，个体性格（哈拉德、苏拉，2018）、述情障碍（阿尔达兹 等，2019）、聚焦情绪的应对策略（厄兹卡卡 等，

2012；施南-奥特曼 等，2016）、自我效能感（厄兹卡卡 等，2012）等个体特征都与养老护理人员的职业倦怠有关。从个人的角度来看，个人资源有助于解释为什么在相同的工作环境下，有些护理人员比其他人更容易受到倦怠综合征的影响（阿尔达兹 等，2019）。因此，基于相关解释性理论和模型，将个人资源整合到工作要求-资源（JD-R）模型，探讨养老护理人员的工作特征和个人资源的交互作用对护理人员职业心理健康和组织行为结果的影响可能是未来的研究方向之一。

2. 工作投入的实证研究

按照工作要求-资源（JD-R）模型，高工作要求和低工作资源的员工比工作条件较好的员工表现出更大的倦怠风险和更低的工作投入，工作特征唤起的是包括职业倦怠和工作投入在内的职业心理健康的消极和积极两个方面（绍费利、塔里斯，2014）。受消极心理学的影响，国外养老护理人员的研究主要集中在职业倦怠等职业心理健康的消极方面，积极方面研究较少。随着积极心理学（塞利格曼、奇克森米哈伊，2000）的兴起，作为职业心理健康积极方面的工作投入成为研究热点（绍费利 等，2002）。尽管如此，针对养老护理人员工作投入的实证研究仍然很少。为有效促进养老护理人员的职业心理健康，激发养老护理行业的积极组织行为，加强对养老护理人员工作投入的实证研究应该成为未来的研究方向之一。

本章小结

本章主要对国内外养老护理人员的工作特征（工作要求和工作资源）和工作投入提升进行了文献梳理和理论研究。通过分析可见，国外养老护理人员工作特征呈现出工作负荷重、工作压力大、技能要求高、工作环境差、伦理要求高等高工作要求，以及工资福利差、发展机会少、社会地位低、工作关系差、工作安全缺乏等低工作资源的显著特点，而我国养老护理人员工作特征同样呈现出工作强度大、工作压力大、工作责任大、工作环境差等高工作要求，以及工资待遇低、社会地位低下、职业发展机会少等低工作资源的显著特点。由此可见，无论是国外养老护理人员，还是国内养老护理人员，其显著工作特征就是高工作要求和低工作资源。高工作要求和低工作资源的工作特征容易给养老护理人员带来高工作压力、高职业倦怠、低工作满意度、高离职倾向等职业心理健康和组织行为问题，进而影响养老护理人员的工作投入。当工作要求高，而工作资源又无法弥补高工作要求时，长期的工作压力容易让养老护理人员出现心态失衡，当这些心理需求和期望被忽略时，容易产生职业倦怠，降低工作满意度，甚至出现离职倾向等问题，也就很难投入工作。因此，面对养老护理人员高工作要求和低工作资源的工作特征，需要通过有效降低其工作压力，减少职业倦怠，提高工作满意度，减少离职倾向，从而有效提升养老护理人员的工作投入，提高养老护理服务质量。

第五章 养老护理人员工作投入影响因素和提升路径的实证研究

目前国内外工作要求-资源（JD-R）模型视角下的工作特征对员工工作态度和行为，以及工作结果的影响已取得了丰富的理论和实证研究成果。此外，随着工作投入的研究越来越受到学术界的青睐，从工作要求-资源（JD-R）模型的视角探讨工作特征对工作投入影响的研究也越来越丰富。然而从工作要求-资源（JD-R）模型的视角探讨工作特征对养老护理人员这一特定职业群体工作投入的实证研究却非常有限，仍有待拓展。前面的研究发现，高工作要求和低工作资源的工作特征是影响养老护理人员工作投入的重要因素，本章将继续从工作要求-资源（JD-R）模型的视角进一步对我国养老护理人员工作投入的影响因素和提升路径进行实证研究。

第一节 问题的提出

护理实践是在环境因素和人际关系相互作用的社会框架中进行的（努米宁 等，2015）。护理服务是一项体力要求高且极具挑战性的工作，护理人员面对的护理环境也日益复杂，充满了伦理问题和困境（施卢特 等，2008）。伦理问题在养老护理环境中非常常见，可能会导致护理人员的职业倦怠和道德困境，影响护理人员的工作投入，因此备受关注（普雷肖 等，2016）。事实上，现实护理环境中的伦理问题严重制约着养老护理人员的工作投入，譬如，当失能老人无法清楚地表达自己的护理需求，而亲属的护理要求又不符合老人最佳利益时，抑或是老人及其亲属的护理要求与养老机构的经济利益，甚至国家政策相冲突时，这些情况都有可能给养老护理人员带来护理的伦理困惑，甚至产生谩骂、殴打、虐待等一系列伦理问题。这些伦理问题可能会导致护理人员的伦理困境和职业倦怠，抑制护理人员的工作投入（普雷肖 等，2016）。显然仅靠养老护理人员自身的伦理特质和伦理水平不足以应对和处理，养老护理人员自身的伦理观都有可能与仁慈、正义、不伤害、尊重自主性的伦理原则相冲突（普雷肖 等，2016），因此迫切需要养老机构构建合适的组织伦理氛围，对什么是符合伦理的行为以及如何处理伦理问题有自己组织内部的标准和共识，引导并规范护理人员的伦理态度和行为，以应对护理伦理问题所导致的养老护理人员工作投入低下、养老护理服务质量不佳的问题。

维克多和卡伦（Victor & Cullen，1988）基于组织理论和经济理论提出了组织伦理氛围（organizational ethical climate）的概念，将其定义为"组织内部对什么是符合伦理的行为以及如何处理伦理问题所形成的共识"（维克多、卡伦，1988）。组织伦理氛围的定义强调了组织在塑造员工伦理行为方面所扮演的重要角色（纽曼 等，2017）。组织伦理氛围被认为是组织内部对什么是正确行为的感知，是组织管理伦理问题的重要心理机制（马丁、卡伦，2006）。组织伦理氛围的构念接近于道德规范的概念，是驱动对组织内部是非对错进行解释的行为准则（帕利

亚罗 等，2018）。作为组织氛围的一部分，组织伦理氛围可以通过约束、奖励或惩罚护理人员的行为影响其护理态度和实践，是影响护理人员行为和实践的重要因素（努米宁 等，2015）。作为一种特殊形式的组织氛围，组织伦理氛围确定了指导组织伦理决策的规范体系和对伦理困境的系统反应，与其他类型的组织氛围一样会影响到组织成员的态度和行为（维克多、卡伦，1988）。大量实证研究也证实了不同类型的组织伦理氛围会对组织成员个体的态度与行为、个体绩效和组织绩效产生不同的影响（吴红梅，2005）。近年来，学术界对组织伦理氛围在护理环境中的研究产生了越来越大的兴趣（科斯肯沃里、努米宁、苏霍宁，2019）。组织伦理氛围被认为是影响护理人员工作福祉和护理质量的重要工作环境因素（斯托奇，2009）。目前，护理环境下的组织伦理氛围研究重点既包括个体视角下对护理人员工作满意度、离职倾向、道德困境、道德敏感性、伦理行为、职业承诺、退缩行为等态度和行为的影响，也包括组织视角下对护理人员组织承诺、组织支持感、组织公民行为等态度和行为的影响（科斯肯沃里、努米宁、苏霍宁，2019），然而针对组织伦理氛围对护理人员工作投入影响的研究鲜有得见。此外，按照工作要求-资源（JD-R）理论，工作要求包括不利的、消极的工作氛围，会对员工的工作态度和行为产生消极影响，而有利的、积极的工作氛围则可以成为工作资源，对员工的工作态度和行为产生积极影响。组织伦理氛围既包括像工具型伦理氛围的消极伦理氛围，也包括像关怀型伦理氛围、规则型伦理氛围的积极伦理氛围。不同类型的组织伦理氛围是否会对养老护理人员的工作投入产生差异化影响？具体会产生怎样的影响？又是如何影响的？这些问题都值得思考和探索。

为探索组织伦理氛围对养老护理人员工作投入影响的中间机制，组织认同理论提供了一个不错的视角。组织认同理论源于社会认同理论，是社会认同理论的组织应用化。组织认同理论认为自我概念除了由包含个体特质特征（如身体属性、能力、心理特质、兴趣）的个人身份组成，还由包含特定群体分类的组织身份组成，这种组织身份使个体能够在组织环境中定位或定义自己（阿什福斯、梅尔，1989）。作为社会认同的一种特殊形式，组织认同是指个体对组织产生的同一性或归属感（阿什福斯、梅尔，1989）。组织认同代表了组织成员用他或她认为的组织相同属性来定义自己的程度，这一心理过程解释了组织成员的态度和行为是如何通过与组织建立或维持关系而受到影响的（洛克、德罗贝，2012）。组织认同被认为可以通过对个体认知和情感的影响进一步影响个体的态度和行为（宝贡敏、徐碧祥，2006）。事实上，组织认同被证实在特定类型组织伦理氛围对个体组织公民行为和反生产行为的影响中起到作用（帕利亚罗 等，2018；张四龙、李明生，2013），但其是否会在组织伦理氛围对养老护理人员工作投入的影响过程中起到作用需进一步探讨。

工作投入是一种与工作相关的、积极的、令人满意的心理状态。工作投入被定义之初就旨在说明工作环境和心理体验如何塑造人们在任务执行过程中呈现自我的过程（卡恩，1990）。由此可见，从工作环境和心理体验的角度探讨组织伦理氛围和组织认同对养老护理人员工作投入的影响机制具备良好的理论逻辑。据此，本章以养老护理人员为研究对象，基于工作要求-资源（JD-R）模型，从组织认同理论的视角出发，探讨作为工作要求的消极伦理氛围和作为工作资源的积极伦理氛围对养老护理人员工作投入的不同影响，主要关注并解决以下几个问题：一是分别探讨作为工作要求的工具型伦理氛围，以及作为工作资源的关怀型伦理氛围和规则型伦理氛围对养老护理人员工作投入影响的主效应；二是验证组织认同在不同类型组织伦理氛围对养老护理人员工作投入影响中的中介效应。

第二节　理论基础与研究假设

一、组织伦理氛围与工作投入

卡恩认为人们可以在工作角色表现中呈现不同程度的自我，包括生理上、认知上和情感上，并将个体在工作上的投入定义为个体通过自我控制达到的自我与工作角色相结合的状态（卡恩，1990）。绍费利等人（Schaufeli et al.，2002）则把工作投入（work engagement）进一步定义为一种与工作相关的、积极的、令人满意的心理状态，其特征包括活力、奉献和专注（绍费利等，2002）。组织伦理氛围（organizational ethical climate）是指组织内部对什么是符合伦理的行为以及如何处理伦理问题所形成的共识，主要包括工具型（instrumental）、关怀型（caring）、规则型（rules）、法律法规型（law and code）和独立型（independence）五种类型（维克多、卡伦，1988）。基于组织伦理氛围实证研究中结论表现的不稳定性，以及中国情境下的组织伦理氛围研究对包括工具型、关怀型和规则型在内的三种组织伦理氛围类型都进行了论证（张四龙、李明生，2013；张四龙、李明生、颜爱民，2014；刘文彬、井润田，2010），本书也将选取工具型伦理氛围作为工作要求变量，关怀型伦理氛围和规则型伦理氛围作为工作资源变量，分别探讨这三种类型的组织伦理氛围对养老护理人员工作投入的影响效应。

组织伦理氛围被证实显著影响组织成员的工作态度和行为，不同类型的组织伦理氛围显示出不同的影响效应（科斯肯沃里、努米宁、苏霍宁，2019），伦理氛围好的组织，组织成员会呈现出更多积极的工作状态和行为（克罗克，1994）。组织伦理氛围被证实对工作投入有着显著影响（博尔哈尼，2014）。作为员工行为的参考框架，组织伦理氛围同样影响护理人员的工作态度和行为（奥尔森，1995）。工具型伦理氛围以自利为导向，组织成员容易为了自己的利益有意无意伤害或牺牲他人的利益（维克多、卡伦，1988），这样的伦理氛围不仅与以人为本的护理理念相违背，也与仁慈、正义、不伤害和尊重自主性的伦理原则相冲突（普雷肖 等，2016），容易导致养老护理人员、被照护的老人及其亲属之间的利益冲突，不但不利于养老护理伦理问题的解决，甚至可能还会带来更多的伦理冲突，增加养老护理人员的伦理困境和职业倦怠，让养老护理人员无法更好地投入工作；关怀型伦理氛围以关心为导向，组织成员决策时会充分考虑他人的利益，努力寻求各方利益的平衡（维克多、卡伦，1988），这与养老护理领域以人为本的护理理念相呼应，能够更好地平衡养老护理人员、被照护老人及其亲属等各方利益，有利于缓解养老护理环境中的伦理冲突和矛盾，减少养老护理人员的伦理困惑和干扰，让养老护理人员有更多时间和精力投入护理工作；规则型伦理氛围以规章制度为导向，组织成员需要严格遵守组织内部的各项规章制度和流程（维克多、卡伦，1988），能够督促并规范养老护理人员的伦理态度和行为，减少伦理冲突，也能够让养老护理人员在面对伦理问题时知道该如何处理和应对，减少伦理困惑和倦怠，更好地投入工作。据此，针对组织伦理氛围对养老护理人员工作投入的影响，提出以下假设：

H1a：工具型伦理氛围对养老护理人员的工作投入具有显著的负向影响；

H1b：关怀型伦理氛围对养老护理人员的工作投入具有显著的正向影响；

H1c：规则型伦理氛围对养老护理人员的工作投入具有显著的正向影响。

二、组织伦理氛围与组织认同

从组织行为学的角度来看，个体、群体和组织的因素都会影响到人们工作的心理体验（卡恩，1990）。组织认同的概念源于社会认同概念的组织情境化，必然会受到组织特性的影响（张四龙、李明生，2013）。组织氛围作为组织特性的体现形式，是影响组织认同的重要前因变量（宝贡敏、徐碧祥，2006），组织氛围的伦理水平越高，组织成员的组织认同水平越高（克罗克，1994）。工具型伦理氛围强调个人利益，以更个人和自私的方式处理伦理问题，容易为了被照护老人及其亲属的利益而忽视养老护理人员的利益，让养老护理人员产生不被重视和理解的委屈心理，降低养老护理人员对养老机构的情感认同；关怀型伦理氛围以关爱为导向，以更友好的方式处理伦理问题，兼顾养老护理人员、被照护老人及其亲属等各方利益，能够让养老护理人员感受到组织的情感关怀，从而更有可能促进养老护理人员对养老机构的情感认同；规则型伦理氛围以规章制度和规范流程为出发点处理伦理问题，能够更好地指引养老护理人员处理伦理问题，减少养老护理人员的伦理困惑，缓解养老护理人员的心理负担，也容易让养老护理人员获得认同。已有研究证明，工具型伦理氛围负向影响组织认同，关怀型伦理氛围正向影响组织认同（帕利亚罗 等，2018；张四龙、李明生，2013）。据此，针对组织伦理氛围对养老护理人员组织认同的影响，提出以下假设：

H2a：工具型伦理氛围对养老护理人员的组织认同具有显著的负向影响；

H2b：关怀型伦理氛围对养老护理人员的组织认同具有显著的正向影响；

H2c：规则型伦理氛围对养老护理人员的组织认同具有显著的正向影响。

三、组织认同与工作投入

组织行为学认为人们工作中的心理体验会驱动人们的态度和行为（卡恩，1990）。组织认同可能会引起员工对组织价值观和规范的内化和坚持，以及态度和行为的同质性（阿什福斯、梅尔，1989），已经成为影响员工工作态度和行为的一个重要变量（德科宁克，2011）。当养老护理人员对养老机构产生了组织认同感时，他们会把自己的命运与养老机构的命运紧密联系起来，把养老机构的养老护理服务目标内化为个体目标，表现出积极的工作态度和行为。而组织认同带来的同一性和归属感会让养老护理人员觉得自己在养老机构内是有意义和有价值的存在，工作起来也会更投入。据此，针对组织认同对养老护理人员工作投入的影响，提出以下假设：

H3：组织认同对养老护理人员的工作投入具有显著的正向影响。

四、组织伦理氛围、组织认同与工作投入

根据组织认同理论，组织成员对组织的情感认同驱动了组织伦理氛围对其态度和行为倾向的影响，不同类型的组织伦理氛围会导致员工对组织不同程度的情感认同，而组织认同又进一步影响组织成员的态度和行为（帕利亚罗 等，2018）。换句话说，在组织认同理论视角下，组织认同在组织伦理氛围对组织成员的态度和行为影响中起到中介作用。在关怀型和规则型的组织伦理氛围下，养老护理人员更能对养老机构产生情感和认知认同，而对养老机构的情感和认知认同会让养老护理人员更投入工作；在工具型伦理氛围下，养老护理人员难以对养老机构产生认同感，不愿意更投入地工作。换句话说，按照组织认同理论，养老护理人员对养老机构的情感和认知认同会驱动养老机构伦理氛围对其工

作投入的影响。据此，综合组织伦理氛围对养老护理人员工作投入和组织认同影响的假设，以及养老护理人员组织认同对其工作投入影响的假设，提出以下假设：

H4a：组织认同在工具型伦理氛围对养老护理人员工作投入的负向影响中起到中介作用；

H4b：组织认同在关怀型伦理氛围对养老护理人员工作投入的正向影响中起到中介作用；

H4c：组织认同在规则型伦理氛围对养老护理人员工作投入的正向影响中起到中介作用。

综上，本章的理论模型如图 5-1 所示。

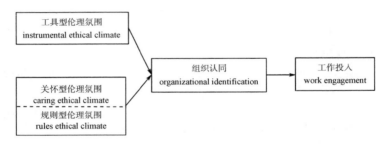

图 5-1　本章理论模型

第三节　研究设计

一、研究样本

本书采取问卷调查的方式进行数据收集，即对湖北省武汉市、黄石市、鄂州市、汉川市的 35 家养老机构的养老护理人员发放问卷 371 份，回收问卷 345 份，回收率 93%。剔除填写不完整、填写不规范的问卷 64 份，最终收集有效问卷 281 份。

分别对 281 份样本就性别、年龄、文化程度、工作年限、工作收入、工作时长情况的数据进行分析。结果表明，性别上，养老护理人员中绝大多数是女性，占总人数的 92.53%；年龄上，养老护理人员主要以 41~50 岁和 50 岁以上的为主，分别占 41.28% 和 37.37%；文化程度上，养老护理人员以初中和高中/中专为主，分别占 42.70% 和 34.52%，整体文化水平偏低；工作年限上，1~3 年、3~5 年、5~10 年的分别占 20.28%、25.62% 和 24.91%；工作收入上，养老护理人员平均月收入主要在 1 501~2 500 元和 2 501~3 500 元，分别占 44.48% 和 41.99%，总体收入偏低；工作时长上，养老护理人员平均每天工作的时间主要在 8~10 小时、10~12 小时，甚至全天候，分别占 25.98%、22.78% 和 27.76%，工作的时间强度大。样本数据基本上能反映出目前我国养老护理人员以 40~55 岁的中年女性为主、年龄偏大、文化水平低、工资待遇低，以及工作时间长的整体特征。

二、变量测量

本书所有量表均来自国内外文献中的成熟量表，本章采用李克特（Likert）5 点量表评分法予以测量，即 1 表示"非常不符合"，2 表示"比较不符合"，3 表示"不确定"，4 表示"比较符合"，5 表示"非常符合"。

1. 组织伦理氛围。组织伦理氛围的测量主要选取维克多和卡伦（Victor and Cullen，1988）量表中的题项。工具型组织伦理氛围包括 3 个题项，如"在这里，多数员工都尽力维护自己的利益"，该量表在本书中的克朗巴赫阿尔法（Cronbach alpha）系数为 0.821；关怀型组织伦理氛围包括 5 个题项，如"我们单位最关心的是全体员工的利益"，该量表在本书中的克朗巴赫阿尔法（Cronbach alpha）系数为 0.772；规则型伦理氛围包括 3 个题项，如"严格遵守单位的规章制度和程序是非常重要的"，该量表在本书中的克朗巴赫阿尔法（Cronbach alpha）系数为0.885。

2. 组织认同。组织认同的测量采用梅尔和阿什福斯（Mael and Ashforth，1992）开发的量表，一共包括6个题项，如"我非常关心别人如何看待我们单位""如果媒体报道批评单位，我会感到尴尬"，该量表在本书中的克朗巴赫阿尔法（Cronbach alpha）系数为0.819。

3. 工作投入。工作投入的测量采用绍费利等（Schaufeli et al.，2006）开发的9个题项版乌得勒支工作投入量表（UWES~9），量表包括活力、奉献、专注3个维度的9个题项，如"工作中我感到精力充沛""我对我的工作充满热情""我沉浸在我的工作中"，该量表在本书中的克朗巴赫阿尔法（Cronbach alpha）系数为0.901。

考虑到养老护理人员的年龄、性别、受教育程度、工作年限、薪酬待遇、每天的工作时长可能会对其工作投入产生影响，因此本书把年龄、性别、文化程度、工作年限、工作收入和工作时长作为控制变量。

第四节　数据分析与结果

一、同源方差检验

由于本书所有数据均来自养老护理人员，为检验研究结果是否受到共同方法偏差的影响，本章采用哈曼（Harman）单因素分析法进行同源方差检验。结果显示，第一个因子的初始特征值方差百分比为30.007%，小于40%，由此说明研究数据的同源方差得到了良好的控制。

二、验证性因子分析

本书采用 Mplus8 软件对核心变量进行验证性因子分析（CFA），通过分析发现五因子模型与数据的拟合效度最好（$x^2/df = 1.955$；RMSEA $= 0.058$；CFI $= 0.920$；TLI $= 0.910$），且明显优于其他模型（具体见表 5-1），由此说明各变量之间有较好的区分效度。

表 5-1　验证性因子分析（CFA）结果（N = 281）

模型		x^2	df	x^2/df	RMSEA	CFI	TLI
五因子模型	IEC；CEC；REC；OI；WE	565.073	289	1.955	0.058	0.920	0.910
四因子模型	IEC；CEC+REC；OI；WE	877.390	293	2.995	0.084	0.831	0.812
三因子模型	IEC+CEC+REC；OI；WE	1185.637	296	4.006	0.103	0.743	0.717
二因子模型	IEC+CEC+REC+OI；WE	1506.210	298	5.054	0.120	0.650	0.619
一因子模型	IEC+CEC+REC+OI+WE	1918.015	299	6.415	0.139	0.532	0.491

　　注：IEC = 工具型伦理氛围；CEC = 关怀型伦理氛围；REC = 规则型伦理氛围；OI = 组织认同；WE = 工作投入。

三、描述性统计与相关分析

本书采用 SPSS22.0 软件对所有变量进行相关分析，各变量的均值、标准差和相关系数见表 5-2。由各主要变量的相关系数可见，除了工具型伦理氛围和关怀型伦理氛围之间没有显著的相关关系之外，工具型、关怀型、规则型伦理氛围与组织认同以及工作投入显著相关，组织认同与工作投入也显著相关，这说明组织伦理氛围、组织认同与工作投入之间存在密切关系，这为接下来的假设检验奠定了基础。

表 5-2 相关系数矩阵 (N=281)

变量	均值	标准差	1	2	3	4	5	6	7	8	9	10
			Person 相关系数									
1. 年龄	3.08	0.905	1									
2. 性别	1.93	0.263	-0.019	1								
3. 文化程度	2.21	0.791	-0.549**	-0.060	1							
4. 工作年限	3.17	1.263	0.128*	0.061	-0.016	1						
5. 工作收入	2.61	0.734	-0.006	-0.058	-0.004	0.093	1					
6. 工作时长	3.41	1.439	0.262**	-0.023	-0.252**	0.087	0.065	1				
7. 工具型伦理氛围	2.257	1.088	-0.066	-0.107	0.091	-0.077*	0.124*	0.008	1			
8. 关怀型伦理氛围	3.671	0.894	0.023	-0.029	-0.025	-0.157**	0.026	-0.265**	-0.026	1		
9. 规则型伦理氛围	4.587	0.603	-0.088	0.037	0.185**	-0.149*	-0.094	-0.199**	-0.128*	0.304**	1	
10. 组织认同	4.034	0.855	-0.230**	0.035	0.300**	-0.104	-0.018	-0.221**	-0.163**	0.270**	0.514**	1
11. 工作投入	4.076	0.781	-0.090	-0.005	0.132*	-0.103	-0.099	-0.164**	-0.182**	0.174**	0.349**	0.566**

注：* 表示 p<0.05，** 表示 p<0.01（双尾）。

四、假设检验

本章以年龄、性别、文化程度、工作年限、工作收入、工作时长作为控制变量，分别以工具型伦理氛围、关怀型伦理氛围和规则型伦理氛围作为自变量，工作投入作为因变量，组织认同作为中介变量，采用 SPSS22.0 软件对相关变量进行层级线性回归分析，对假设提出的主效应和中介效应进行检验，具体结果见表 5-3。

表5-3 回归分析结果 （N=281）

变量	工作投入				组织认同				工作投入			
		H1a	H1b	H1c		H2a	H2b	H2c	H3	H4a	H4b	H4c
	M1	M2	M3	M4	M5	M6	M7	M8	M9	M10	M11	M12
年龄	0.011	0.007	-0.003	-0.012	-0.051	-0.055	-0.073	-0.085	0.039	0.037	0.039	0.033
性别	-0.001	-0.019	0.002	-0.017	0.051	0.033	0.057	0.027	-0.030	-0.037	-0.030	-0.032
文化程度	0.104	0.120	0.112	0.045	0.239***	0.255***	0.252***	0.152*	-0.032	-0.021	-0.032	-0.036
工作年限	-0.084	-0.100	-0.062	-0.040	-0.085	-0.101	-0.047	-0.020	-0.036	-0.044	-0.035	-0.029
工作收入	-0.083	-0.058	-0.091	-0.062	0.002	0.027	-0.013	0.033	-0.084	-0.073	-0.084	-0.080
工作时长	-0.128*	-0.122*	-0.085	-0.081	-0.139*	-0.133*	-0.064	-0.068	-0.049	-0.049	-0.049	-0.044
工具型伦理氛围		-0.194**				-0.196**				-0.086		
关怀型伦理氛围			0.147*				0.255***				0.001	
规则型伦理氛围				0.312***				0.464***				0.062
组织认同									0.569***	0.551***	0.569***	0.539***
R²	0.051	0.087	0.070	0.140	0.124	0.161	0.183	0.321	0.334	0.342	0.334	0.337
△R²	0.030	0.063	0.046	0.118	0.105	0.140	0.162	0.303	0.317	0.322	0.315	0.318
F	2.436*	3.699**	2.929**	6.329***	6.484***	7.500***	8.714***	18.428***	19.585***	17.596***	17.074***	17.284***

注：* 表示 $p<0.05$，** 表示 $p<0.01$，*** 表示 $p<0.001$。

首先检验不同类型组织伦理氛围对养老护理人员工作投入的主效应。（1）检验工具型伦理氛围对养老护理人员工作投入的影响。将工作投入作为因变量，将所有控制变量作为第一层自变量，将工具型伦理氛围作为第二层自变量进行层级回归，得出模型 M1（控制变量零模型）和 M2。结果显示，工具型伦理氛围对养老护理人员的工作投入有着显著的负向影响（M2，$\beta = -0.194$，$p<0.01$），H1a 得到支持。（2）检验关怀型伦理氛围对养老护理人员工作投入的影响。按照上述同样的方法进行层级回归，结果显示，关怀型伦理氛围对养老护理人员工作投入有着显著的正向影响（M3，$\beta = 0.147$，$p<0.05$），H1b 得到支持。（3）检验规则型伦理氛围对养老护理人员工作投入的影响。按照上述同样的方法进行层级回归，结果显示，规则型伦理氛围对养老护理人员工作投入有着显著的正向影响（M4，$\beta = 0.312$，$p<0.001$），H1c 得到支持。

接下来检验组织认同在不同组织伦理氛围与工作投入间的中介效应。（1）检验组织认同在工具型伦理氛围对养老护理人员工作投入影响中的中介效应。首先检验工具型伦理氛围对组织认同的影响，将组织认同作为因变量，将控制变量作为第一层自变量，工具型伦理氛围作为第二层自变量进行层级回归，得出模型 M5（控制变量零模型）和 M6。结果显示，工具型伦理氛围对组织认同有着显著的负向影响（M6，$\beta = -0.196$，$p<0.01$），H2a 得到支持。再来检验组织认同对工作投入的影响，将工作投入作为因变量，将控制变量作为第一层自变量，组织认同作为第二层自变量进行层级回归。结果显示，组织认同对养老护理人员工作投入有着显著的正向影响（M9，$\beta = 0.569$，$p<0.001$），H3 得到支持。最后将工具型伦理氛围和组织认同同时放进回归模型，结果显示，组织认同与工作投入仍然显著正相关（M10，$\beta = 0.551$，$p<0.001$），工具型伦理氛围对工作投

入的负向影响有所降低，二者的关系不显著（M10，β＝-0.086，p>0.05），这说明组织认同在工具型伦理氛围对养老护理人员工作投入的负向影响中起到完全中介作用，H4a得到支持。（2）检验组织认同在关怀型伦理氛围对养老护理人员工作投入影响中的中介效应。按照上述同样的方法进行层级回归，结果显示，关怀型伦理氛围与组织认同显著正相关（M7，β＝0.255，p<0.001），H2b得到支持。将关怀型伦理氛围与组织认同同时放入回归模型，组织认同与工作投入仍然显著正相关（M11，β＝0.569，p<0.001），关怀型伦理氛围对工作投入的正向影响降低，二者的关系不显著（M11，β＝0.001，p>0.05），这说明组织认同在关怀型伦理氛围对养老护理人员工作投入的正向影响中起到完全中介作用，H4b得到支持。（3）检验组织认同在规则型伦理氛围对养老护理人员工作投入影响中的中介作用。按照上述同样的方法进行层级回归，结果显示，规则型伦理氛围与组织认同显著正相关（M8，β＝0.464，p<0.001），H2c得到支持。将规则型伦理氛围与组织认同同时放入回归模型，组织认同与工作投入仍然显著正相关（M12，β＝0.539，p<0.001），规则型伦理氛围对工作投入的正向影响降低，二者的关系不显著（M12，β＝0.062，p>0.05），这说明组织认同在规则型伦理氛围对养老护理人员工作投入的正向影响中起到完全中介作用，H4c得到支持。

按照Bootstrap方法利用Process插件进一步检验中介效应，样本量选择5 000，在95%的置信区间下，组织认同在工具型伦理氛围对工作投入影响中的中介效应大小为-0.078，中介效应检验结果（LLCI＝-0.128，ULCI＝-0.034）不包含0；在关怀型伦理氛围对工作投入影响中的中介效应大小为0.127，中介效应检验结果（LLCI＝0.061，ULCI＝0.201）不包含0；在规则型伦理氛围对工作投入影响的中介效应大小为0.324，中介效应检验结果（LLCI=0.210，ULCI=0.456）不包含0，这说明组织认同在工具型、关怀型和规则型伦理氛围对工作投入影响中都起到显著中介效应。此外，在控制中介变量组织认同后，自变量工具型伦理氛围对因变量工作投入的影响（LLCI=-0.134，ULCI=0.011）、自变量关怀型伦理氛围对因变量工作投入的影响（LLCI=-0.092，ULCI=0.094），以及自变量规则型伦理氛围对因变量工作投入的影响（LLCI=-0.069，ULCI=0.230）都不显著，由此可见组织认同在工具型、关怀型和规则型伦理氛围对养老护理人员工作投入的影响中都起到完全中介作用。

第五节 研究结论与建议

一、研究结论

本书主要基于工作要求-资源（JD-R）模型，从组织伦理氛围视角出发，分别探讨了作为工作要求的工具型伦理氛围，以及作为工作资源的关怀型伦理氛围和规则型伦理氛围对养老护理人员工作投入影响的主效应，以及组织认同在这三种组织伦理氛围与养老护理人员工作投入之间的中介效应。研究结果表明：（1）作为工作要求的工具型伦理氛围对养老护理人员的工作投入有着显著的负向影响，作为工作资源的关怀型伦理氛围和规则型伦理氛围对养老护理人员的工作投入有着显著的正向影响。（2）组织认同在工具型伦理氛围对养老护理人员工作投入的负向影响中起到完全中介作用，即工具型伦理氛围通过负向影响养老护理人员的组织认同进而负向影响其工作投入；组织认同在关怀型伦理氛围和规则型伦理氛围对养老护理人员工作投入的正向影响中起到完全中介作用，即关怀型伦理氛围和规则型伦理氛围通过正向影响养老护理人员的组织认同进而正向影响其工作投入。该研究结论印证了工作要求-资源（JD-R）模型，即工作要求对养老护理人员的工作投入产生消极影响，工作资源对养老护理人员的工作投入产生积极影响。

二、理论贡献

首先，本书论证了组织伦理氛围对养老护理人员工作投入的影响，丰富了组织伦理氛围在护理环境，特别是养老护理环境下对养老护理人员工作态度和行为的影响效应研究，同时也丰富了养老护理人员工作投入的影响因素研究。另外，不同于国内其他职业领域下组织伦理氛围对员工工作态度和行为的部分影响效应（张四龙、李明生，2013；张四龙，李明生、颜爱民，2014；刘文彬、井润田，2010；晁罡 等，2013；张四龙、朱慧慧、孙凤英，2015），养老护理职业领域下三种类型组织伦理氛围都对养老护理人员的工作投入产生了影响，丰富了国内组织伦理氛围对员工工作态度和行为影响的研究结论。此外，在国内以个体特征（如年龄、性别、文化程度、专业技能、户籍来源等）和工作特征（如工作时长、工作强度、工资待遇、社会地位等）为主要视角思辨性探讨养老护理人员工作态度和行为的研究现状下，本书从工作要求-资源（JD-R）模型视角实证性论证工作特征对养老护理人员工作投入的影响，为养老护理人员工作态度和行为的影响因素和影响机制研究提供了新视角。

其次，本书基于组织认同理论，将组织认同作为中介变量引入到组织伦理氛围对养老护理人员工作投入影响的分析模型中，论证了组织认同作为一种心理机制中介作用于组织伦理氛围对养老护理人员工作投入的影响，响应了首次在中国情境下将组织认同引入组织伦理氛围分析模型的张四龙和李明生的呼吁，再一次验证了中国情景下组织认同在组织伦理氛围对员工工作态度和行为影响中的中介作用。此外，不同于国内其他职业领域下组织认同仅在特定类型组织伦理氛围对员工工作行为影响中起到中介作用（张四龙、李明生，2013），养老护理职业领域下的研究证实，组织认同在三种类型组织伦理氛围对养老护理人员工作投入的影响中都起到了中介作用，充实了组织认同的中介效应研究结论，也拓展了组织认同研究的职业领域，凸显了组织认同这一心理体验对养老护理人员工作投入的重要性。

三、管理启示

一方面，养老机构应充分重视组织伦理氛围对养老护理人员工作投入的影响，努力营造积极的组织伦理氛围，坚决杜绝消极的组织伦理氛围。养老机构应努力营造以关爱为导向的关怀型伦理氛围，坚持以人为本的护理理念，不仅以被照护的老人为本，也要以照护老人的养老护理人员为本，以关爱和理解为导向平衡老人、老人亲属和养老护理人员的利益，加强养老护理人员的护理伦理教育和沟通技能培训，有效提升养老护理人员在护理伦理问题上的处理能力。养老机构还应积极强化以规则为导向的规则型伦理氛围，不断完善组织机构内部各项规章制度和程序流程，尤其是涉及伦理问题的制度流程，并严格执行，以规章制度和程序流程引导并规范养老护理人员的伦理态度和行为，减少养老护理人员的伦理冲突和困惑。此外，养老机构应坚决杜绝以自利为导向的工具型伦理氛围，尽量筛选与组织伦理相匹配的养老护理人员，加强对养老护理人员的护理伦理教育，积极宣扬敬老爱好的中国伦理文化，努力改善并提升养老护理人员的道德特质和水平。总而言之，养老机构应努力通过营造积极的关怀型伦理氛围和规则型伦理氛围，有效增加养老护理人员在面对和应对护理伦理问题时的工作资源和支持；努力通过杜绝消极的工具型伦理氛围，减少养老护理人员在面对和应对护理伦理问题时的工作要求和困惑，从而提高养老护理人员的工作投入度，提高养老护理服务质量。

另一方面，养老机构还应重视养老护理人员对组织认同的心理体验，强化养老护理人员对组织的认同感。除了构建良好的组织伦理氛围，养老机构还可以通过改进机构内部的软件和硬件设施，为养老护理人员营造干净、整洁、舒适的工作环境；积极借助现代化的人工智能系统和养老智能辅助设备，减轻养老护理人员的工作强度；改善养老护理人员的薪酬和福利待遇，提升养老护理人员的工作价值感；给予养老护理人员及其护理工作以关爱、尊重和理解，强化养老护理人员的组织支持感；强化养老护理人员的职业技能培训，提高养老护理人员的专业护理技能；创新养老护理人员的职业晋升通道，增加养老护理人员的职业晋升机会，等等。即多举措、多途径强化养老护理人员的组织归属感和认同感，让养老护理人员在组织认同的心理驱动下提高工作投入、提升护理质量。

四、研究不足与展望

1. 研究样本的有限性。本书的样本主要来自湖北省几个城市养老机构的养老护理人员，样本有限。今后的研究可以进一步扩大样本的地域性和覆盖面，增加样本的多样性。

2. 样本数据的静态性。本书采用的数据主要是截面数据。虽然组织伦理氛围在一定时期内具有相对的稳定性，但理应会随着时间的推移出现变化。今后的研究可以动态性探讨组织伦理氛围对养老护理人员工作投入的影响。

3. 研究视角的单一性。本书主要从工作特征层面探讨组织伦理氛围对养老护理人员工作投入状态的影响。按照个体-组织伦理匹配理论，个体的道德特质与组织伦理氛围的匹配性会影响到个体的态度和行为（科尔威尔，2008）。未来可以综合研究个体道德特质与组织伦理氛围对养老护理人员工作态度和行为的交叉影响。

本章小结

本章研究主要基于工作要求-资源（JD-R）模型，从组织伦理氛围视角出发，通过问题的提出、理论基础和研究假设、研究设计、数据分析与结果、研究结论与建议等，实证探讨了作为工作要求的工具型伦理氛围，以及作为工作资源的关怀型伦理氛围和规则型伦理氛围对养老护理人员工作投入的影响效应和影响机制。研究结果表明：作为工作要求的工具型伦理氛围对养老护理人员的工作投入有着显著的负向影响，作为工作资源的关怀型伦理氛围和规则型伦理氛围对养老护理人员的工作投入有着显著的正向影响，组织认同在这三种类型的组织伦理氛围对养老护理人员工作投入的影响中都起到完全中介作用。该研究结论印证了工作要求-资源（JD-R）模型观点，与上一章的理论研究观点相呼应，即工作要求对养老护理人员的工作投入产生消极影响，工作资源对养老护理人员的工作投入产生积极影响。据此，养老机构应通过营造积极的关怀型伦理氛围和规则型伦理氛围，增加养老护理人员的工作资源和支持，通过杜绝消极的工具型伦理氛围，减少养老护理人员的工作要求和困惑，从而提高养老护理人员的工作投入，提高养老护理服务质量。

结　语

2019 年，中共中央、国务院印发的《国家积极应对人口老龄化中长期规划》指出，人口老龄化是社会发展的重要趋势，是人类文明进步的体现，也是今后较长一段时期我国的基本国情。2021 年，《中共中央　国务院关于加强新时代老龄工作的意见》指出，有效应对我国人口老龄化，事关国家发展全局，事关亿万百姓福祉，事关社会和谐稳定，对于全面建设社会主义现代化国家具有重要意义。2022 年，国务院印发的《"十四五"国家老龄事业发展和养老服务体系规划》再一次指出我国专业护理人员短缺问题，并提出通过完善人才激励政策、拓宽人才培养途径来加强养老护理人才队伍建设。在人口老龄化成为我国的基本国情、积极应对人口老龄化上升为国家战略的背景下，养老护理人员短缺和养老服务质量不高的问题备受关注。如何有效提升养老护理人员的工作投入，从内部解决"护工荒"问题，从而促进养老护理服务质量的提高成为理论界和实践界的重要议题。

本书从人口老龄化程度不断加深的现实背景出发，聚焦高质量养老护理服务的迫切需求，以养老护理人员为研究对象，以工作要求-资源（JD-R）模型为视角，采用文献分析法、调研法和访谈法、定量分析法等理论和实证、定性和定量相结合的方法，基于对工作投入、工作特征、工作要求-资源模型、养老护理人员等研究的文献综述，以及对资源保存理论、工作要求-资源理论等理论的梳理，分别从理论分析和实证研究的视角对养老护理人员工作投入的影响因素和提升路径进行了探讨。

本书基于工作要求-资源（JD-R）模型，从理论研究视角分析了国内外养老护理人员的工作特征（工作要求和工作资源）与工作投入提升。作者通过分析发现，国外养老护理人员工作特征呈现出工作负荷重、工作压力大、技能要求高、工作环境差、伦理要求高等高工作要求，以及工资福利差、发展机会少、社会地位低、工作关系差、工作安全缺乏等低工作资源的显著特点。我国养老护理人员工作特征则呈现出工作强度大、工作压力大、工作责任大、工作环境差等高工作要求，以及工资待遇低、社会地位低下、职业发展机会少等低工作资源的显著特点。高工作要求和低工作资源的工作特征容易给养老护理人员带来高工作压力、高职业倦怠、低工作满意度、高离职倾向等影响养老护理人员工作投入的问题。据此，面对影响养老护理人员工作投入的高工作要求和低工作资源的工作特征，我们需要通过有效降低其工作压力，减少职业倦怠，提高工作满意度，减少离职倾向，从而有效提升养老护理人员的工作投入，提高养老护理服务质量。

此外，本书从工作要求-资源（JD-R）模型视角出发，基于养老护理伦理的现实问题，从实证研究视角进一步探讨了工具型伦理氛围的工作要求，以及关怀型和规则型伦理氛围的工作资源对养老护理人员工作投入的影响效应和影响机制。研究结果表明，作为工作要求的工具型伦理氛围对养老护理人员的工作投入有着显著的负向影响，作为工作资源的关怀型伦理氛围和规则型伦理氛围对养老护理人员的工作投入有着显著的正向影响，组织认同在这三种类型组织伦理氛围对养老护理人员工作投入的影响中都起到完全中介作用。该研究结论进一步证实了工作要求会对养老护理人员的工作投入产生消极影响，而工作资源会对养老护理人员的工作投入产生积极影响。基于实证研究结论，本书提出养老机构应采取以下措施：一是通过营造积极的关怀型伦理氛围和规则型伦理氛围，增加养老护理人员的工作资源和支持，并通过坚决杜绝消极的工具型伦理氛围，减少养老护理人员的工作要求和困惑，以提高养老护理人员的工作投入，提高养老护理服务质量。二是重视养老护理人员组织认同的心理体验，强化养老护理人员对组织的认同感，通过改进机构内部的软件和硬件设施，为养老护理人员营造干净、整洁、舒适的工作环境；积极借助现代化的人工智能系统和养老智能辅助设备，减轻养老护理人员的工作强度；改善养老护理人员的薪酬和福利待遇，提升养老护理人员的工作价值感；给予养老护理人员及其护理工作以关爱、尊重和理解，强化养老护理人员的组织支持感；强化养老护理人员的职业技能培训，提高养老护理人员的专业护理技能；创新养老护理人员的职业晋升通道，增加养老护理人员的职业晋升机会，等等。即通过多举措、多途径强化养老护理人员的组织归属感和认同感，让养老护理人员在组织认同的心理驱动下提升工作投入，提升护理质量。

综上，本书基于工作要求-资源（JD-R）模型，通过理论分析和实证研究相结合的方式探寻了影响养老护理人员工作投入的关键工作要求和工作资源，发现高工作要求和低工作资源是影响养老护理人员工作投入的关键要素。由此可见，从工作要求-资源（JD-R）模型的视角来看，养老护理人员工作投入的提升需要通过降低工作要求、增加工作资源来实现。

参考文献

[1] 安力彬, 李文涛, 谢书红, 等. 中国人口老龄化背景下养老护理的可持续发展 [J]. 中国老年学杂志, 2012, 32 (22): 5095-5097.

[2] 白玉苓, 张慧慧. 工作要求和工作资源对工作投入的影响研究 [J]. 经济与管理研究, 2014 (10): 66-72.

[3] 宝贡敏, 徐碧祥. 组织认同理论研究述评 [J]. 外国经济与管理, 2006, 28 (1): 39-45.

[4] 蔡永飞. 让更多农村老年妇女加入养老护理队伍 [N]. 人民政协报, 2021-4-19 (6).

[5] 曹威麟, 彭传虎, 梁樑. 国外工作投入与工作倦怠研究述评与展望 [J]. 科研管理, 2013, 34 (12): 154-160.

[6] 晁罡, 熊吟竹, 王磊, 等. 组织伦理气氛对工作满足感和员工越轨行为的影响研究 [J]. 管理学报, 2013, 10 (11): 1611-1617.

[7] 陈晓丽. 上海市养老护理员队伍建设现状分析 [J]. 党政论坛, 2019 (1): 43-45.

[8] 陈雪萍, 许虹, 王先益, 等. 养老机构老年护理管理现状及建议 [J]. 中华护理杂志, 2010, 45 (5): 454-456.

[9] 崔恒梅, 孙锐, 朵冉, 等. 国外养老护理员体系研究进展 [J]. 中国老年学杂志, 2019, 39 (23): 5870-5873.

[10] 邓海建.养老护理员供需缺口巨大 [N].健康时报，2020-9-8（1）.

[11] 丁雪萌，孙健.近二十年我国养老护理人员研究的现状与趋势 [J].江汉学术，2019，38（6）：26-34.

[12] 丁雪萌，孙健.我国养老服务劳动力供给的宏观影响因素分析 [J].江汉学术，2021，40（2）：16-23.

[13] 方水芹，王正平，陆新建.居家养老护理员培训的现状及对策 [J].解放军护理杂志，2015，32（19）：33-36.

[14] 付彪.养老服务人才培养需要更多政策加持 [N].大兴安岭日报，2020-7-15（2）.

[15] 桂雄.当前我国社会养老服务体系建设存在的问题和建议 [J].经济纵横，2015（6）：100-103.

[16] 顾阳.顺势而为迎接"银发经济" [N].经济日报，2021-5-28（5）.

[17] 郭晶，周晓丽，许金燕.杭州市6家综合医院护理人员应对医疗工作场所暴力能力调查 [J].中国护理管理，2015，15（6）：688-691.

[18] 郭忠莹，彭洁，排热迪古丽·艾力，等.养老护理员职业认知对护理实践质量的影响 [J].中国护理管理，2017（10）：1388-1391.

[19] 贺春艳，郭燕，袁彬彬，等.结构授权对肿瘤专科医院护士工作投入的影响 [J].护理学杂志，2015，30（23）：49-51.

[20] 胡苏云.长期护理保险制度试点实践：上海案例分析 [J].华东理工大学学报（社会科学版），2018，33（4）：84-92.

[21] 胡芳肖，贾冰鑫，王育宝.民营养老机构护理员留职意愿影响因素实证研究 [J].西安财经学院学报，2018，31（5）：85-95.

［22］黄菲，张会君，尹姣．辽宁省养老机构护理人员培训现状及需求［J］．中国老年学杂志，2012，32（3）：570-573.

［23］黄浩，邱添，孟佳凝，等．组织公平感对女性护士工作投入的影响：心理资本的中介作用［J］．中国卫生统计，2019，36（2）：213-215.

［24］黄亮，徐辉．工作幸福感导向的工作要求-控制-支持模型研究述评［J］．商业经济与管理，2014（10）：23-34.

［25］郎爽，王静，刘倩倩，等．血液透析护士心理资本、组织支持感对工作投入影响分析［J］．中国公共卫生，2019，35（4）：478-479.

［26］李爱梅，王笑天，熊冠星，等．工作影响员工幸福体验的"双路径模型"探讨：基于工作要求-资源模型的视角［J］．心理学报，2015，47（5）：624-636.

［27］李爱夏，曹蕾，陈燕，等．Watson 关怀理论在养老护理员职业素质培养中的应用［J］．护理学报，2014（22）：12-14.

［28］李春静，张会君．中英养老机构初级养老护理人员培训内容比较［J］．中国老年学杂志，2015，35（11）：3152-3153.

［29］李金波，许百华，陈建明．影响员工工作投入的组织相关因素研究［J］．应用心理学，2006（2）：176-181.

［30］李淑云，宋久存，李志强．辽西地区养老护理人员现状调查［J］．中国公共卫生，2014，30（8）：1069-1072.

［31］李玮彤，宋玉磊，孟娣娟，等．国内养老机构老年人生活质量及影响因素研究现状［J］．护理研究，2019，33（11）：1883-1887.

［32］李晓晖．养老护理人员胜任素质指标体系构建与应用：基于396名养老护理人员的调查［J］．中国流通经济，2021，35（3）：68-76.

［33］李雨昕，杨茜，陈丽，等. 四川省养老机构护理人员心理契约与离职意愿的关系研究［J］. 护理学杂志，2016，31（3）：74-76.

［34］梁文燕. 工作要求、工作资源与教师的工作满意度［J］. 教育研究，2020（10）：102-115.

［35］林雷，刘黎明. 北京市机构养老需求研究［J］. 人口与经济，2019（5）：94-105.

［36］林琳，时勘，萧爱铃. 工作投入研究现状与展望［J］. 管理评论，2008，20（3）：8-15.

［37］刘朝英，商临萍，赵晓艳. 三级甲等综合医院护理人员工作投入相关因素分析［J］. 中华护理杂志，2013，48（10）：894-897.

［38］刘朝英，宋丽萍，商临萍. 心理资本与护士工作投入状况及其关系研究［J］. 中国护理管理，2013（3）：39-42.

［39］刘明婷. 人文关怀在养老护理工作中应用研究进展［J］. 中国老年学杂志，2015，35（21）：6315-6317.

［40］刘文彬，井润田. 组织文化影响员工反生产行为的实证研究：基于组织伦理气氛的视角［J］. 中国软科学，2010（9）：118-129，139.

［41］龙承春，张霞. 健康中国战略下康养产业养老护理人才胜任力模型构建［J］. 四川轻化工大学学报（社会科学版），2021，36（1）：10-20.

［42］龙玉其. 民办非营利性养老机构护理人员供给困境与反思［J］. 社会保障研究，2017（5）：38-44.

［43］马丹妮. 补齐老龄服务业人才短板迫在眉睫［J］. 老龄科学研究，2018（2）：36-45.

［44］马跃如，易丹，胡斌. 养老护理员工作幸福感的随机突变机理［J］. 系统管理学报，2021，30（3）：526-538.

［45］米健，蒋丽萍，徐静.扬州市养老机构护理人员培训教育［J］.中国老年学杂志，2015，35（20）：5932-5933.

［46］聂立婷.基于工作要求-控制-支持模型的肺癌患者非正式照顾者负担研究［D］.济南：山东大学，2020.

［47］庞书勤，赵红佳，陈立典，等.中国高龄失能老人长期照护策略［J］.中国老年学杂志，2016，36（19）：4928-4930.

［48］彭兰地，陈四清，王海荣.差异化养老与老年护理职业教育多元化的思考［J］.中国老年学杂志，2011，31（23）：4725-4727.

［49］齐亚静，伍新春.工作要求-资源模型：理论和实证研究的拓展脉络［J］.北京师范大学学报（社会科学版），2018（6）：28-36.

［50］任宗伟，刘钰冰.考虑老年人感知满意度的社区居家养老护理人员调度策略研究［J］.运筹与管理，2022，31（8）：232-239.

［51］尚振坤.中国养老机构的服务与管理［J］.人口与经济，2008（2）：50-54.

［52］盛见.我国养老产业供需失衡问题及其对策研究［J］.中州学刊，2018（11）：52-57.

［53］盛见."需求响应"视角下养老服务供需错配问题及其解决对策［J］.中州学刊，2021（2）：28-33.

［54］时春红，任小红，张银华，等.养老机构护理风险管理的研究进展［J］.解放军护理杂志，2016，33（5）：43-46.

［55］孙健敏，焦海涛，赵简.组织支持感对工作投入与工作家庭冲突关系的调节作用［J］.应用心理学，2011，17（1）：31-35.

［56］谭玉婷，徐依，谭雅琼，等.养老护理员工作压力及

其影响因素分析 [J].中国护理管理, 2017, 17 (7): 5.

[57] 田义华, 赵庆华, 肖明朝.重庆市养老机构护理员工作认知与离职意愿的相关性研究 [J].中华护理杂志, 2013, 48 (7): 612-614.

[58] 王黎, 郭红艳, 雷洋, 等.国内外长期护理机构护理人力配置现状研究 [J].中华护理杂志, 2014, 49 (8): 981-985.

[59] 王黎, 孙兆元, 尹莉, 等.养老机构独立生活区护理人力资源配置研究 [J].中国全科医学, 2015, 18 (32): 3999-4003.

[60] 王黎, 孙兆元, 尹莉, 等.养老机构长期护理区护理人力资源配置研究 [J].中华护理杂志, 2016, 51 (1): 15-20.

[61] 王黎, 赵良羚, 宋书梅, 等.持续照料养老社区辅助生活区护理人力资源配置研究 [J].中国护理管理, 2015, 15 (8): 965-970.

[62] 王亮, 牛雄鹰.知识型员工的组织支持感对其建言行为的影响 [J].技术经济, 2018, 37 (1): 26-33.

[63] 王宁, 周密, 赵西萍.组织沟通、人际信任对工作投入影响的机理研究 [J].统计与信息论坛, 2014, (5): 85-90.

[64] 王芃, 王庆, 杜美婷, 等.天津市养老服务现状及老年护理人才培养对策 [J].中国老年学杂志, 2016, 36 (18): 4646-4647.

[65] 王若维, 杨庆爱, 王桂云.山东省养老机构护理员现状调查 [J].护理学杂志, 2015, 30 (2): 81-83.

[66] 王天鑫, 韩俊江.医养结合视角下我国城乡老年人健康非均衡分析 [J].东岳论丛, 2018, 39 (7): 169-177.

[67] 温海红, 马玉娟, 王怡欢, 等.人力资本视角下养老机构老人入住率及其影响因素分析: 以陕西省为例 [J].社会

保障研究，2018（2）：21-29.

［68］吴红梅. 西方组织伦理氛围研究探析［J］. 外国经济与管理，2005，27（9）：32-38.

［69］吴亮，张迪，伍新春. 工作特征对工作者的影响：要求-控制模型与工作要求-资源模型的比较［J］. 心理科学进展，2010，18（2）：348-355.

［70］吴心越. 照料劳动与年龄困境：基于养老机构护理员的研究［J］. 妇女研究论丛，2021（4）：83-96.

［71］伍新春，齐亚静，吴亮，等. 中小学教师工作特征问卷的编制［J］. 心理与行为研究，2014，12（1）：67-73.

［72］谢红. 有价值的养老护理服务模式探讨［J］. 中国护理管理，2015，15（7）：769-772.

［73］谢燕，喻秀丽，童立纺. 我国养老机构护理安全研究进展［J］. 中国老年学杂志，2015，35（4）：1133-1135.

［74］徐长江，时勘. 工作倦怠：一个不断扩展的研究领域［J］. 心理科学进展，2003，11（6）：680-685.

［75］徐虹. 养老护理人才队伍建设现状与建议［N］. 中国人口报，2020-6-10（3）.

［76］杨健，张金峰. 高度老龄化地区养老服务探索及发展策略研究：以天津市为例［J］. 西北人口，2016，37（4）：45-50，56.

［77］杨莘. 老年服务机构护理人员现状分析及对策［J］. 中国护理管理，2014，14（1）：6-9.

［78］尹惠茹，袁华，石晓群，等. 深度老龄化背景下中国养老机构发展困境与对策［J］. 中国老年学杂志，2016，36（13）：3345-3347.

［79］尹姣，张会君，黄菲，等. 社区养老机构护理人员分层培训的可行性研究［J］. 中国全科医学，2012，15（8）：933-935.

[80] 尹亚妮, 李新影. 养老机构护理人员职业倦怠现状及相关因素分析 [J]. 中国护理管理, 2020, 20 (2): 215-221.

[81] 袁群, 张银华, 陈燕, 等. 养老护理员工作压力研究现状与进展 [J]. 中国护理管理, 2015, 15 (1): 112-115.

[82] 岳月, 吴明柯, 孙晓晶. 养老护理员心理资本、社会支持与心理健康的关系 [J]. 中国老年学杂志, 2016, 36 (17): 4336-4338.

[83] 张丹英, 王黎梅, 刘学英, 等. 嘉兴市级医院临床护士工作投入现状调查研究 [J]. 护士进修杂志, 2017, 32 (19): 3.

[84] 张莉, 林与川, 张林. 工作不安全感对情绪耗竭的影响: 社会支持的调节作用 [J]. 科研管理, 2014, 35 (3): 8.

[85] 张丽君, 许虹. 国内外养老护理人员培训现状及培训策略研究 [J]. 护理研究, 2018, 32 (15): 2340-2343.

[86] 张姝玥, 许燕. 工作要求、工作资源对警察的工作倦怠和工作投入的预测作用 [J]. 中国健康心理学杂志, 2007, 15 (1): 14-16.

[87] 张四龙, 李明生. 组织道德气氛对组织公民行为的影响: 组织认同的中介作用 [J]. 管理评论, 2013, 25 (11): 85-94.

[88] 张四龙, 李明生, 颜爱民. 组织道德气氛、主管信任和组织公民行为的关系 [J]. 管理学报, 2014, 11 (1): 61-68.

[89] 张四龙, 朱慧慧, 孙凤英. 组织道德气氛对工作满意度影响的实证分析 [J]. 系统工程, 2015, 33 (8): 49-54.

[90] 张雅桦, 郁菁, 邓洁, 等. 我国养老服务专业人才建设的挑战与应对策略: 基于7省市平面数据的分析 [J]. 社会政策研究, 2017 (5): 18-30.

[91] 赵琛徽, 刘欣. 养老护理员工离职意愿的影响因素研究: 基于模糊集的定性比较分析 [J]. 人口与经济, 2021 (2): 71-83.

［92］赵思宇，张会君. 辽宁省养老护理人员共情能力、职业承诺对工作倦怠的影响［J］. 中国老年学杂志，2013，33（5）：1118-1121.

［93］赵思宇，张会君，刘涛，等. 科根对老年人态度量表的信效度研究［J］. 中华护理杂志，2012，47（9）：831-833.

［94］甄小燕，刘立峰. 我国养老政策体系的问题与重构［J］. 宏观经济研究，2016（5）：23-27，72.

［95］郑秋兰，张传来. 辱虐管理与护士自我效能感、工作投入的相关性研究［J］. 护士进修杂志，2018，33（9）：22-26.

［96］朱正刚，林静，石溪溪，等. 湖南省护理员养老护理知识状况及对培训内容重要性评价［J］. 护理学杂志，2016，31（23）：65-67.

［97］AHOLA K, VAANANEN A, KOSKINEN A, et al. Burnout as a predictor of all-cause mortality among industrial employees: a 10-year prospective register-linkage study［J］. Journal of Psychosomatic Research, 2010, 69（1）：51-57.

［98］ALDAZ E, ARITZETA A, GALDONA N. The association between alexithymia, emotional intelligence and burnout among nursing assistants working in nursing home settings: a cross-sectional study［J］. Journal of Advanced Nursing, 2019, 75（7）：2786-2796.

［99］ARNETZ J E, HASSON H. Evaluation of an educational "toolbox" for improving nursing staff competence and psychosocial work environment in elderly care: results of a prospective, non-randomized controlled intervention［J］. International Journal of Nursing Studies, 2007, 4（5）：723-735.

［100］ASHFORTH B E, MAEL F. Social identity theory and the organization［J］. Academy of Management Review, 1989, 14

（1）：20-39.

［101］BAKKER A B, ALBRECHT S. Work engagement：current trends ［J］. Career Development International, 2018, 23 （1）：4-11.

［102］BAKKER A B, DEMEROUTI E. The job demands-resources model：state of the art ［J］. Journal of Managerial Psychology, 2007, 22 （3）：309-328.

［103］BAKKER A B, DEMEROUTI E. Towards a model of work engagement ［J］. Career Development International, 2008, 13 （3）：209-223.

［104］BAKKER A B, DEMEROUTI E, SANZ-VERGEL A I. Burnout and work engagement：the JD-R approach ［J］. Annual Review of Organizational Psychology and Organizational Behavior, 2014, 1 （1）：389-411.

［105］BAKKER A B, DEMEROUTI E, VERBEKE W. Using the job demands-resources model to predict burnout and performance ［J］. Human Resource Management, 2004, 43 （1）：83-104.

［106］BAKKER A B, HAKANEN J J, DEMEROUTI E, et al. Job resources boost work engagement, particularly when job demands are high ［J］. Journal of Educational Psychology, 2007, 99 （2）：274-284.

［107］BISHOP C E, SQUILLACE M R, MEAGHER J, et al. Nursing home work practices and nursing assistants' job satisfaction ［J］. Gerontologist, 2009, 49 （5）：611-622.

［108］BISHOP C E, WEINBERG D B, LEUTZ W, et al. Nursing assistants' job commitment：effect of nursing home organizational factors and impact on resident well-being ［J］. Gerontologist, 2008, 48 （S1）：36-45.

[109] BLANCO – DONOSO L M, AMUTIO A, MORENO – JIMENEZ B, et al. Incivility at work, upset at home? testing the cross– level moderation effect of emotional dysregulation among female nurses from primary health care [J]. Scandinavian Journal of Psychology, 2019, 60 (3): 267-276.

[110] BORHANI F, JALALI T, ABBASZADEH A, et al. Nurses' perception of ethical climate and organizational commitment [J]. Nursing Ethics, 2014, 21 (3): 278-288.

[111] BOSCART V M, SIDANI S, POSS J, et al. The associations between staffing hours and quality of care indicators in long–term care [J]. BMC Health Services Research, 2018, 18 (1): 750 – 757.

[112] BRAZEAU C, SCHROEDER R, ROVI S, et al. Relationships between medical student burnout, empathy, and professionalism climate [J]. Academic Medicine Journal of the Association of American Medical Colleges, 2010, 85: S33.

[113] CASTLE N G, DEGENHOLTZ H, ROSEN J. Determinants of staff job satisfaction of caregivers in two nursing homes in Pennsylvania [J]. BMC Health Services Research, 2006, 6 (1): 60-72.

[114] CHAMBERLAIN, STEPHANIE A, GRUNEIR ANDREAHOBEN, et al. Influence of organizational context on nursing home staff burnout: a cross–sectional survey of care aides in Western Canada [J]. International Journal of Nursing Studies, 2017, 71: 60-69.

[115] CHENG Z, NIELSEN I, CUTLER H. Perceived job quality, work–life interference and intention to stay: evidence from the aged care workforce in Australia [J]. International Journal of Manpower, 2019, 10: 1108.

［116］COLDWELL D A, BILLSBERRY J, VAN MEURS N, et al. The effects of person-organization ethical fit on employee attraction and retention: towards a testable explanatory model ［J］. Journal of Business Ethics, 2008, 78 (4): 611-622.

［117］CRAFORD E R, LEPINE J A, RICH B L. Linking job demands and resources to employee engagement and burnout: a theoretical extension and meta-analytic test ［J］. Journal of Applied Psychology, 2010, 95 (5): 834-48.

［118］DECONINCK J B. The effects of ethical climate on organizational identification, supervisory trust, and turnover among salespeople ［J］. Journal of Business Research, 2011, 6 (6): 617-624.

［119］DEMEROUTI E, BAKKER A B. The job demands-resources model: challenges for future research ［J］. SA Journal of Industrial Psychology, 2011, 37 (2): 1-9.

［120］DEMEROUTI E, BAKKER A B, NACHREINER F, et al. The job demands-resources model of burnout ［J］. Journal of Applied Psychology, 2001, 86 (3): 499-512.

［121］DIJK M V, BUIJCK B I. What is desirable care in the opinion of formal and informal caregivers in nursing-home care for patients with dementia? ［J］. Nursing Open, 2018, 5: 139-148.

［122］DOLLARD M F, LAMONTAGNE A D, CAULFIELD N, et al. Job stress in the Australian and International Health and Community Services Sector: a review of the literature ［J］. International Journal of Stress Management, 2007, 14 (4): 417-445.

［123］DYRBYE L N, MASSIE F S, EACKER A, et al. Relationship between burnout and professional conduct and attitudes among US medical students ［J］. Jama, 2010, 304 (11): 1173-1180.

［124］ DYEBYE L N, SHANAFELT T D. Commentary: medical student distress: a call to action ［J］. Academic Medicine: Journal of the Association of American Medical Colleges, 2011, 86 (7): 801-803.

［125］ EGGENGERGER E, HIMERL K, BENNETT M I. Communication skills training in dementia care: a systematic review of effectiveness, training content, and didactic methods in different care settings ［J］. International Psychogeriatrics, 2013, 25 (3): 345-358.

［126］ ESTABROOKS C A, POSS J W, SQUIRES J E, et al. A profile of residents in prairie nursing homes ［J］. Canadian Journal on Aging, 2013, 32 (3): 223-231.

［127］ EVERS W, TOMIC W, BROUWERS A. Aggressive behaviour and burnout among staff of homes for the elderly ［J］. International Journal of Mental Health Nursing, 2010, 11 (1): 2-9.

［128］ FEDELE R. Aged care crisis ［J］. Australian Nursing and Midwifery Journal, 2018, 25 (10): 18-23.

［129］ FITE-SERRA A M, GEA-SANCHEZ M, ALCONADA-ROMERO L, et al. Occupational precariousness of nursing staff in Catalonia's public and private nursing homes ［J］. International Journal of Environmental Research and Public Health, 2019, 16 (24): 4921-4927.

［130］ FREUDENBERGER H J. Staff burnout ［J］. Journal of Social Issues, 1974, 30 (1): 159-165.

［131］ GRANEHEIM U H, HORNSTEN A, ISAKSSON U. Female caregivers' perceptions of reasons for violent behaviour among nursing home residents ［J］. Journal of Psychiatric and Mental Health Nursing, 2012, 19 (2): 154-161.

［132］ HACKMAN J R, OLDHAM G R. Development of the job diagnostic survey ［J］. Journal of Applied Psychology, 1975, 60 (2): 159-170.

［133］ HAKANEN J J, BAKKER A B, DEMEROUTI E. How dentists cope with their job demands and stay engaged: the moderating role of job resources ［J］. European Journal of Oral Sciences, 2005, 113 (6): 479-487.

［134］ HARRAD R, SULLA F. Factors associated with and impact of burnout in nursing and residential home care workers for the elderly ［J］. Acta Biomed for Health Professions, 2018, 89 (S7): 60-69.

［135］ HARTER J K. Managerial talent, employee engagement, and business-unit performance ［J］. Psychologist-Manager Journal, 2000, 4 (2): 215-224.

［136］ HASSON H, ARNETZ J E. Nursing staff competence, work strain, stress and satisfaction in elderly care: a comparison of home - based care and nursing homes ［J］. Journal of Clinical Nursing, 2008, 17 (4): 468-481.

［137］ HASSON H, ARNETZ J E. Patient and family perspectives care recipients' and family members' perceptions of quality of older people care: a comparison of home-based care and nursing homes ［J］. Journal of Clinical Nursing, 2011, 20: 1423-1435.

［138］ HAZELHOF T, SCHOONHOVEN L, GAAL B V, et al. Nursing staff stress from challenging behaviour of residents with dementia: a concept analysis ［J］. International Nursing Review, 2016 (63): 507-516.

［139］ HIPPEL C, BRENER L, ROSE G, et al. Perceived inability to help is associated with client - related burnout and negative work outcomes among community mental health workers [J]. Health & Social Care in the Community, 2019, 27 (5): 10.

[140] HIRATA H, HARVATH T A. The relationship between exposure to dementia – related aggressive behavior and occupational stress among Japanese care workers [J]. Journal of Gerontological Nursing, 2015, 41 (4): 38-46.

[141] HOLST A, SKAR L. Formal caregivers' experiences of aggressive behaviour in older people living with dementia in nursing homes: a systematic review [J]. International Journal of Older People Nursing, 2017, 12 (4): 277-286.

[142] IRWIN A. The nurse's role in the management of aggression [J]. Journal of Psychiatric & Mental Health Nursing, 2010, 13 (3): 309-318.

[143] JACKSON P R, WALL T D, MARTIIN R, et al. New measures of job control, cognitive demand, and production responsibility [J]. Journal of Applied Psychology, 1993, 78 (5): 753-762.

[144] JAMAL M, BABA V V. Shiftwork and department-type related to job stress, work attitudes and behavioral intentions: a study of nurses [J]. Journal of Organizational Behavior, 1992, 13 (5): 449-464.

[145] JOHNSON J V, HALL E M. Job strain, work place social support, and cardiovascular disease: a cross-sectional study of a random sample of the Swedish working population. [J]. American Journal of Public Health, 1988, 78 (10): 1336-1342.

[146] KAHN W A. Psychological conditions of personal engagement and disengagement at work [J]. Academy of Management Journal, 1990, 33 (4): 692-724.

［147］KALANLAR B, ALICI N K. The effect of care burden on formal caregiver's quality of work life: a mixed-methods study ［J］. Scandinavian Journal of Caring Sciences, 2019, 34（4）: 1001-1009.

［148］KANUNGO R N. Measurement of job and work involvement ［J］. Journal of Applied Psychology, 1982, 67（3）: 341-349.

［149］KARASEK R A. Job demands, job decision latitude, and mental strain: implications for job design ［J］. Administrative Science Quarterly, 1979（24）: 285-308.

［150］KEMPER P, HEIER B, BARRY T, et al. What do direct care workers say would improve their jobs? differences across settings ［J］. Gerontologist, 2008, 48（S1）: 17-25.

［151］KILJUNEN O, VALIMAKI T, KANKKUNEN P, et al. Competence for older people nursing in care and nursing homes: an integrative review ［J］. International Journal of Older People Nursing, 2017, 12（3）: 10.

［152］KNIGHT C, PATTERSON M G, DAWSON J, et al. Building and sustaining work engagement: a participatory action intervention to increase work engagement in nursing staff ［J］. European Journal of Work and Organizational Psychology, 2017, 26（5）: 634-649.

［153］KOSKENVUORI J, NUMMINEN O, SUHONEN R. Ethical climate in nursing environment: a scoping review ［J］. Nursing Ethics, 2019, 26（2）: 327-345.

［154］KROECK R. The influence of ethical fit on employee satisfaction, commitment and turnover ［J］. Journal of Business Ethics, 1994, 13（12）: 939-947.

［155］LAEEQUE S H, BILAL A, HAFEEZ A, et al. Violence breeds violence: burnout as a mediator between patient violence and nurse violence ［J］. International Journal of Occupational Safety & Ergonomics Jose, 2019, 25 (4): 604-613.

［156］LASCHINGER, HEATHER K. Impact of magnet hospital characteristics on nurses' perceptions of trust, burnout, quality of care, and work satisfaction. ［J］. Nursing Economic, 2001, 19 (5): 209.

［157］LEHNMANN A I, RODGERS S, CALABRESE P, et al. Relationship between job demands-resources and turnover intention in chronic disease: the example of multiple sclerosis ［J］. Stress and Health, 2021, 10: 1002.

［158］LESENER T, GUSY B, JOCHMANN A, et al. The drivers of work engagement: a meta-analytic review of longitudinal evidence ［J］. Work & Stress, 2020, 34 (3): 259-278.

［159］LESENER T, GUSY B, WOLTER C. The job demands-resources model: a meta-analytic review of longitudinal studies ［J］. Work & Stress, 2018, 33 (1): 76-103.

［160］MAEL F, ASHFORTH B E. Alumni and their alma mater: a partial test of the reformulated model of organizational identification ［J］. Journal of Organizational Behavior, 1992, 13 (2): 103-123.

［161］MALAGON-AGUILERA M C, SUER-SOLER R, BONMATI-TOMAS A, et al. Relationship between sense of coherence, health status, and work engagement among nurses ［J］. Journal of Nursing Management, 2019, 27 (1): 413-418.

［162］MARTIN K D, CULLEN J B. Continuities and extensions of ethical climate theory: a meta-analytic review ［J］. Journal of Business Ethics, 2006, 69 (2): 175-194.

［163］ MARVENTANO S, AYALA A, GONZALEZ N, et al. Multimorbidity and functional status in institutionalized older adults ［J］. European Geriatric Medicine, 2016, 7 (1): 34-39.

［164］ MASLACH C, LEITER M P. The truth about burnout ［M］. San Francisco: Jossey- Bass, 1997.

［165］ MASLACH C, SCHAUFELI W B, LEITER M P. Job burnout. ［J］. Annual Review of Psychology, 2001, 52 (1): 397-422.

［166］ MATHISEN G E, BERGH L. Action errors and rule violations at offshore oil rigs: the role of engagement, emotional exhaustion and health complaints ［J］. Safety Science, 2016, 85: 130-138.

［167］ MILLS M J, CULBERTSON S S, FULLAGAR C J. Conceptualizing and measuring engagement: an analysis of the Utrecht Work Engagement Scale ［J］. Journal of Happiness Studies, 2011, 13 (3): 519-545.

［168］ MIYAMOTO Y, TACHIMORI H, ITO H. Formal caregiver burden in dementia: impact of behavioral and psychological symptoms of dementia and activities of daily living ［J］. Geriatric Nursing, 2010, 31 (4): 246-253.

［169］ OLSON L. Ethical climate in healthcare organizations ［J］. International Nursing Review, 1995, 42 (3): 85-90.

［170］ ORESKOVICH M R. Alcohol use does not equal abuse- reply ［J］. Archives of Surgery, 2012, 147 (8): 786.

［171］ ORGAMBIDEZ A, BORREGO Y, O VAZQUEZGUADO. Self - efficacy and organizational commitment among Spanish nurses: the role of work engagement ［J］. International Nursing Review,

2019, 66 (3): 381-388.

[172] ÖZCAKAR N, KARTAL M, DIRIK G, et al. Burnout and relevant factors in nursing staff: what affects the staff working in an elderly nursing home [J]. Turkish Journal of Geriatrics, 2012, 15 (3): 266-272.

[173] PAGLIARO S, LO PRESTI A, BARATTUCCI M, et al. On the effects of ethical climate (s) on employees' behavior: a social identity approach [J]. Frontiers in Psychology, 2018 (9): 960.

[174] PELISSIER C, CHARBOTEL B, FASSIER J B, et al. Nurses' occupational and medical risks factors of leaving the profession in nursing homes [J]. International Journal of Environmental Research and Public Health, 2018, 15 (9): 1850.

[175] PRESHAW D H, BRAZIL K, MCLAUGHLIN D, et al. Ethical issues experienced by healthcare workers in nursing homes: literature review [J]. Nursing Ethics, 2016, 23 (5): 490-506.

[176] PROBST J C, BAEK J D, LADITKA S B. The relationship between workplace environment and job satisfaction among nursing assistants: findings from a national survey [J]. Journal of the American Medical Directors Association, 2010, 11 (4): 246-252.

[177] RADFORD K, SHACKLOCK K, BRADLEY G. Personal care workers in Australian aged care: retention and turnoverintentions [J]. Journal of Nursing Management, 2015, 23 (5): 557-566.

[178] RAJAMOHAN S, POROCK D, CHANG Y. Understanding the relationship between staff and job satisfaction, stress, turnover, and staff outcomes in the person – centered care nursing home arena [J]. Journal of Nursing Scholarship, 2019, 51 (5): 560-568.

[179] RAVICHANDRAN K, ARASU R, KUMAR S A. The impact of emotional intelligence on employee work engagement behavior:

an empirical study [J]. International Journal of Business and Management, 2011, 6 (11): 157-168.

[180] RICHARDSEN A M, BURKE R J, MARTINUSSEN M. Work and health outcomes among police officers: the mediating role of police cynicism and engagement [J]. International Journal of Stress Management, 2006, 13 (4): 555-574.

[181] ROECK K, DELOBBE N. Do environmental CSR initiatives serve organizations' legitimacy in the oil industry? exploring employees' reactions through organizational identification theory [J]. Journal of Business Ethics, 2012, 110 (4): 397-412.

[182] SCHAUFELI W B. From burnout to engagement: toward a true occupational health psychology [C]. 26th International Congress of Applied Psychology. Athens, Greece, 2006.

[183] SCHAUFELI W B, BAKKER A B. Job demands, job resources, and their relationship with burnout and engagement: a multi-sample study [J]. Journal of Organizational Behavior, 2004, 25 (3): 293-315.

[184] SCHAUFELI W B, BAKKER A B, SALANOVA M. The measurement of work engagement with a short questionnaire: a cross-national study [J]. Educational and psychological measurement, 2006, 66 (4): 701-716.

[185] SCHAUFELI W B, SALANOVA M, BAKKER A B, et al. The measurement of engagement and burnout: a two sample confirmatory factor analytic approach [J]. Journal of Happiness Studies, 2002, 3 (1): 71-92.

[186] SCHAUFELI W B, SALANOVA M, GONZALEZ-ROMA V, et al. The measurement of engagement and burnout: a two sample confirmatory analytic approach [J]. Journal of Happiness

Studies, 2002, 3 (1): 71-92.

[187] SCHAUFELI W B, SHIMAZU A, HAKANEN J, et al. An ultra-short measure for work engagement: the UWES-3 validation across five countries [J]. European Journal of Psychological Assessment, 2017: 1-15.

[188] SCHAUFELI W B, TARIS T W. A critical review of the job demands-resources model: implications for improving work and health [J]. Bridging Occupational Organizational and Public Health, 2014: 43-68.

[189] SCHUSSLER S, DASSEN T, LOHRMANN C. Comparison of care dependency and related nursing care problems between Austrian nursing home residents with and without dementia [J]. European Geriatric Medicine, 2015, 6 (1): 46-52.

[190] SEASHORE S E, TABER T D. Job satisfaction indicators and their correlates [J]. American Behavioral Scientist, 1975, 18 (3): 338-368.

[191] SEITZ D, PURANDARE N, CONN D. Prevalence of psychiatric disorders among older adults in long-term care homes: a systematic review [J]. International Psychogeriatrics, 2010, 22 (7): 1025-1039.

[192] SELIGMAN M E P, CSIKSZENTMOHALYI M. Positive psychology: an introduction [J]. American Psychologist, 2000, 55 (1): 5-14.

[193] SHAW P A. Nursing assistants and quality nursing home care [J]. Journal of the American Medical Directors Association, 2014, 15 (9): 609.

[194] SHINAN-ALTMAN S, WERNER P, COHEN M. The connection between illness representations of Alzheimer's disease and

burnout among social workers and nurses in nursing homes and hospitals: a mixed-methods investigation [J]. Aging & Mental Health, 2016, 20 (4): 352-361.

[195] SHIN K H. Job engagement and job burnout in a South Korean sample [M]. US: Kansas State University, 2004.

[196] SHURK B. Integrative literature review: four emerging perspectives of employee engagement: an integrative literature review [J]. Human Resource Development Review, 2011, 10 (3): 304-328.

[197] SMITH J E P, DUMAS T L. Debunking the ideal worker myth: effects of temporal flexibility & worker configuration on engagement [J]. Academy of Management Annual Meeting Proceedings, 2007, 2007 (1): 1-6.

[198] SPECTOR P E, ZHOU Z E, CHE X X. Nurse exposure to physical and nonphysical violence, bullying, and sexual harassment: a quantitative review [J]. International Journal of Nursing Studies, 2014, 51 (1): 72-84.

[199] SPRANGERS S, DIJKSTRA K, ROMIJN-LUIJTEN A. Communication skills training in a nursing home: effects of a brief intervention on residents and nursing aides [J]. Clinical Interventions in Aging, 2015, 10: 311-319.

[200] STANYON M, THOMAS S, GORDON A, et al. Effects of care assistant communication style on communicative behaviours of residents with dementia: a systematic multiple case study [J]. Scandinavian Journal of Caring Sciences, 2019, 33 (1): 207-214.

[201] STEIDLE A, GONZALEZ-MORALES M G, HOPPE A, et al. Energizing respites from work: a randomized controlled study on respite interventions [J]. European Journal of Work & Organizational

Psychology, 2017, 26 (5): 650-662.

[202] STORCH J, RODNEY P, PAULY B, et al. Enhancing ethical climates in nursing work environments [J]. The Canadian Nurse, 2009, 105 (3): 20-25.

[203] VICTOR B, CULLEN J B. The organizational bases of ethical work climates [J]. Administrative Science Quarterly, 1988, 33 (1): 101-125.

[204] XANTHOPOULOU D, BAKKER A B, DEMEROUTI E, et al. The role of personal resources in the job demands-resources model [J]. International Journal of Stress Management, 2007, 14 (2): 121-141.

[205] YAMADA Y. Profile of home care aides, nursing home aides, and hospital aides: historical changes and data recommendations. [J]. Gerontologist, 2002, 42 (2): 199-206.

[206] ZHANG Y, FLUM M, NOBREGA S, et al. Work organization and health issues in long-term care centers [J]. Journal of Gerontological Nursing, 2011, 37 (5): 32-40.